太らない、
疲れない、
病気にならない。

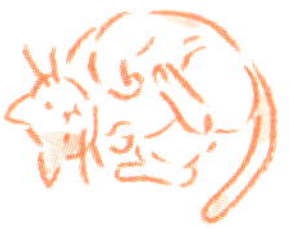

Mattyのまいにち
解毒生活

足ツボ師Matty《マティ》

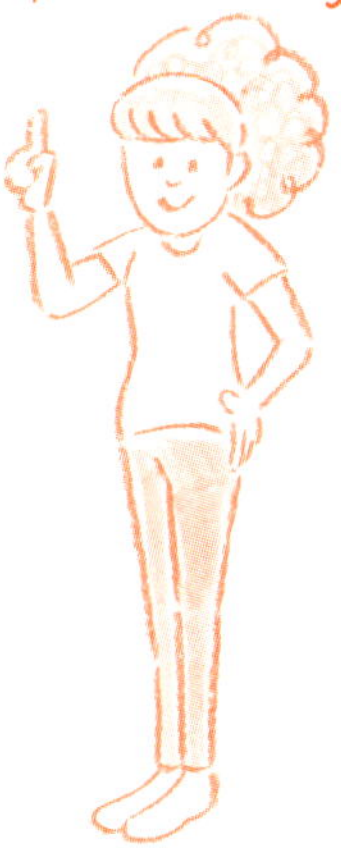

講談社

はじめに

私がMattｙ式足ツボマッサージを確立してから、もう20年以上になり、私のサロンには、毎日たくさんのお客様に来ていただいております。

そんな中で、よくお客様から聞かれるのは、「Mattｙ先生は、どうしていつもそんなに元気なんですか？」ということです。

確かに私は、めったに風邪もひかず、腰痛や肩こり、冷えやむくみなどの不調もなく、肌のトラブルもほとんどありません。そこで、自分でも〝どうしてかな？〟と考えてみたのですが、食生活がきちんとしているかと言えばそうでもなく、毎日忙しいため、ジャンクなものを食べることもよくあります。

でも、考えるうちに気づいたのは、〝毎日ちゃんと出しているな〟ということです。尿も便も〝ちゃんと出している〟から、私は病気にならず、不調もなく、元気なのではないだろうかと。

また、私の足ツボの施術は、必ず解毒に欠かせない腎臓や膀胱の足ツボから始め、通常の足ツボマッサージなどより解毒効果が高いのが特徴で、この施術を受けたお客様は、さまざまな不調や病気が改善していきます。

このようなことから、健康のために最も大事なのは、いかに体内の不要なものを外に出すか、つまり〝解毒〟だと思いました。体内の老廃物が、尿や便とともに、スムーズに出ていけばそれだけで不調が出にくくなります。また、肌や髪の美しさが保たれるのも、解毒が正しく行われてこそ、です。

そこで、〝解毒〟を毎日の生活の中で、手軽に行っていただきたいという思いから作ったのがこの本です。

私は、台湾と中国で、足ツボや気功、薬膳などの東洋医学を学び、さらに、フットケア先進国であるドイツをはじめ、フランスやアメリカなどの美容や健康のセミナーなどを受け、多くの知識を身につけました。また、サロンに来てくださっている女優さんやモデルさんからも、いろいろな美容・健康情報を教えていただくこともあります。

こうして知った方法は、まずは自分で試してみて、効果があるかどうかをチェックし、効果がいまひとつだったものは、もっと効くようにできないかと自分であれこれ試行錯誤を重ねました。それに加え、長年、自分がお客様の体をケアしてきた経験からも、何がより効果的なのかがわかってきて、自分なりのＭａｔｔｙ式健康法を確立することができました。いわば、さまざまな健康・美容法の〝いいとこどり〟をした集大成です。

この本では、そんな中から特に私が〝解毒〟に効くと感じている方法を中心に選んでご紹介しました。

私のサロンでは、足ツボを受けていただいたお客様に、自宅でもできるように、やり方を必ずお教えしています。サロンに来たときだけでなく、やはり大事なのは、自分自身で毎日コツコツと続けることだからです。

昨年出版した、付録付き実用BOOK『脂肪とり！ むくみとり！ こりとり！ 解毒棒』（講談社）は、おかげさまで多くの方々にお買い上げいただき、現在でも大ヒットとなっています。これも、多くの方が自分で手軽に解毒をしたいと思っているからだと思います。

今回の本では、食事や入浴、睡眠など、日常生活のさまざまなシーンでできる解毒術をご紹介しました。誰にでも手軽にできる続けやすい方法ばかりで、私はこれを〝現代版おばあちゃんの知恵袋〟だと思っています。

解毒のために、やったほうがいいこと、やらないほうがいいことがわかるので、知っておくだけでも将来の健康状態に差がつきます。解毒棒をお持ちの方は、解毒棒でのケアとともに実践すれば、さらに効果が高まります。

毎日をいきいきと元気で過ごすために、今日から「まいにち解毒生活」始めましょう！

目次

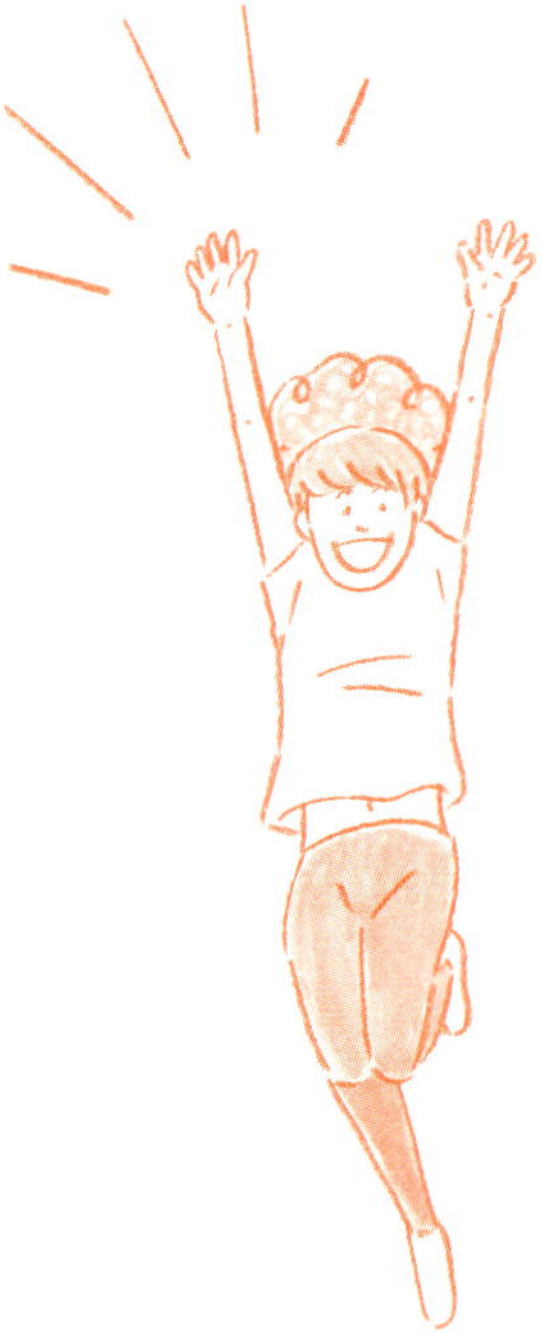

お風呂・トイレ編

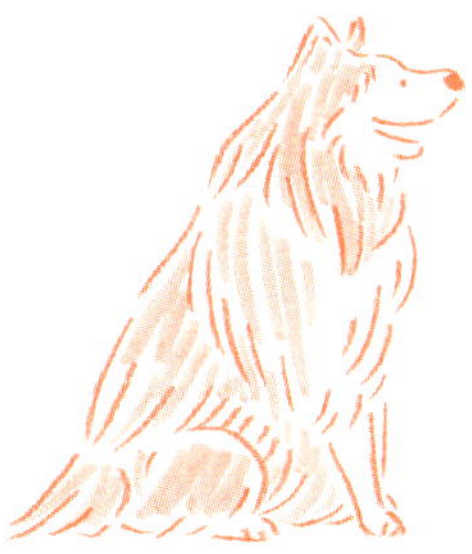

睡眠編

日常生活編

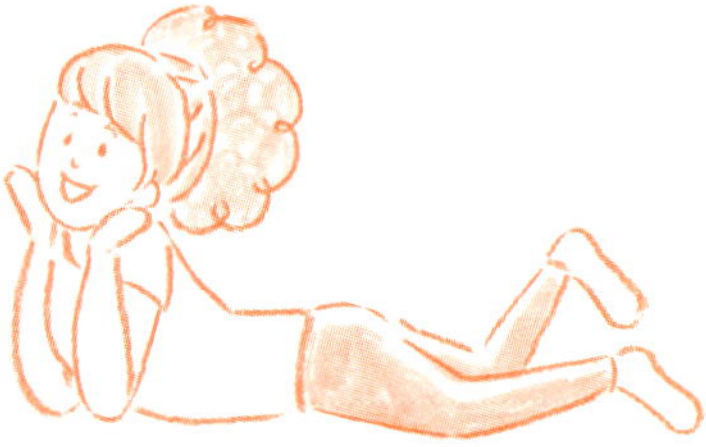

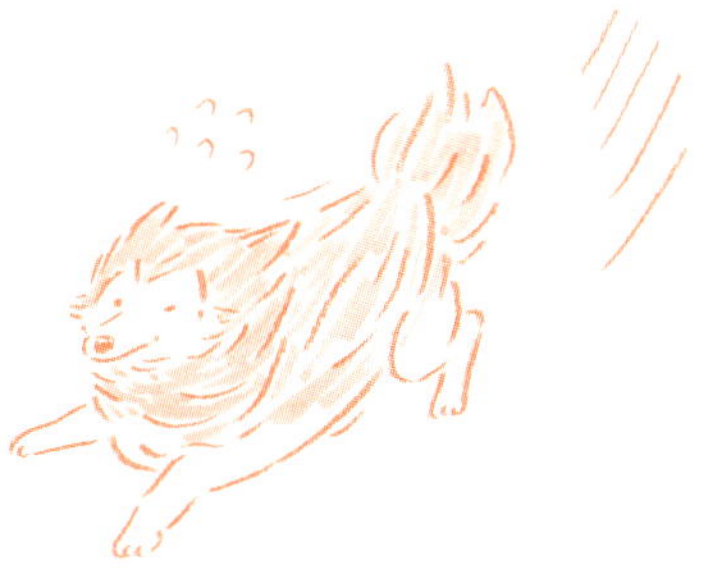

足ツボ編

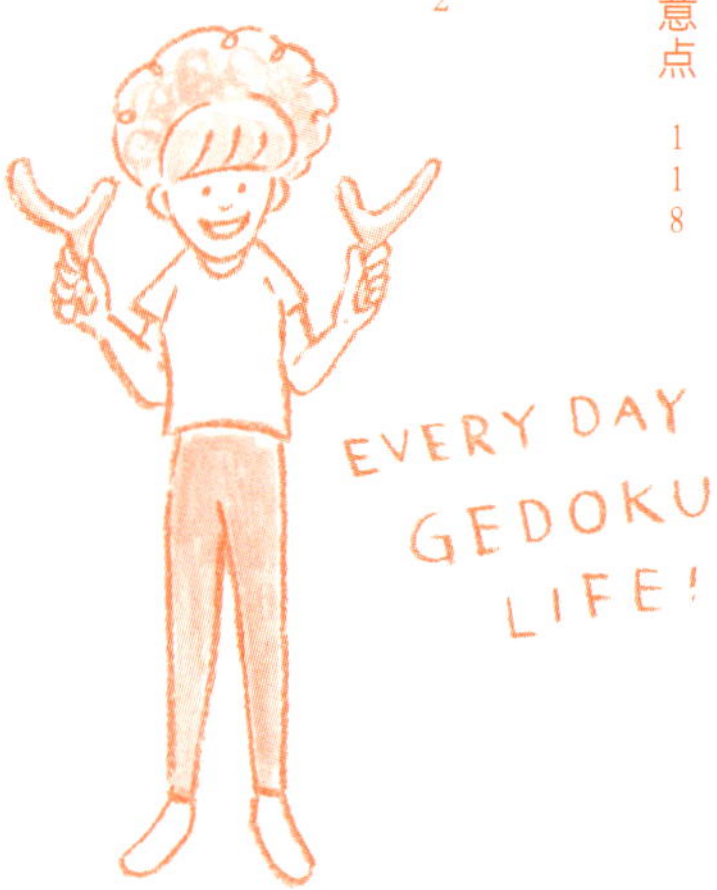

mainichi no shokuji

食事編

せっかく体にいいものを食べていても、
とり方次第では、消化力や解毒力が低下し、
体に老廃物がたまりやすくなってしまうことも。
そこでこの食事編では、消化力や解毒力を高めるための
ちょっとした食べ方のコツをお教えします。

消化促進・ダイエットに効く

1 食事の前に舌をぐーっと出す

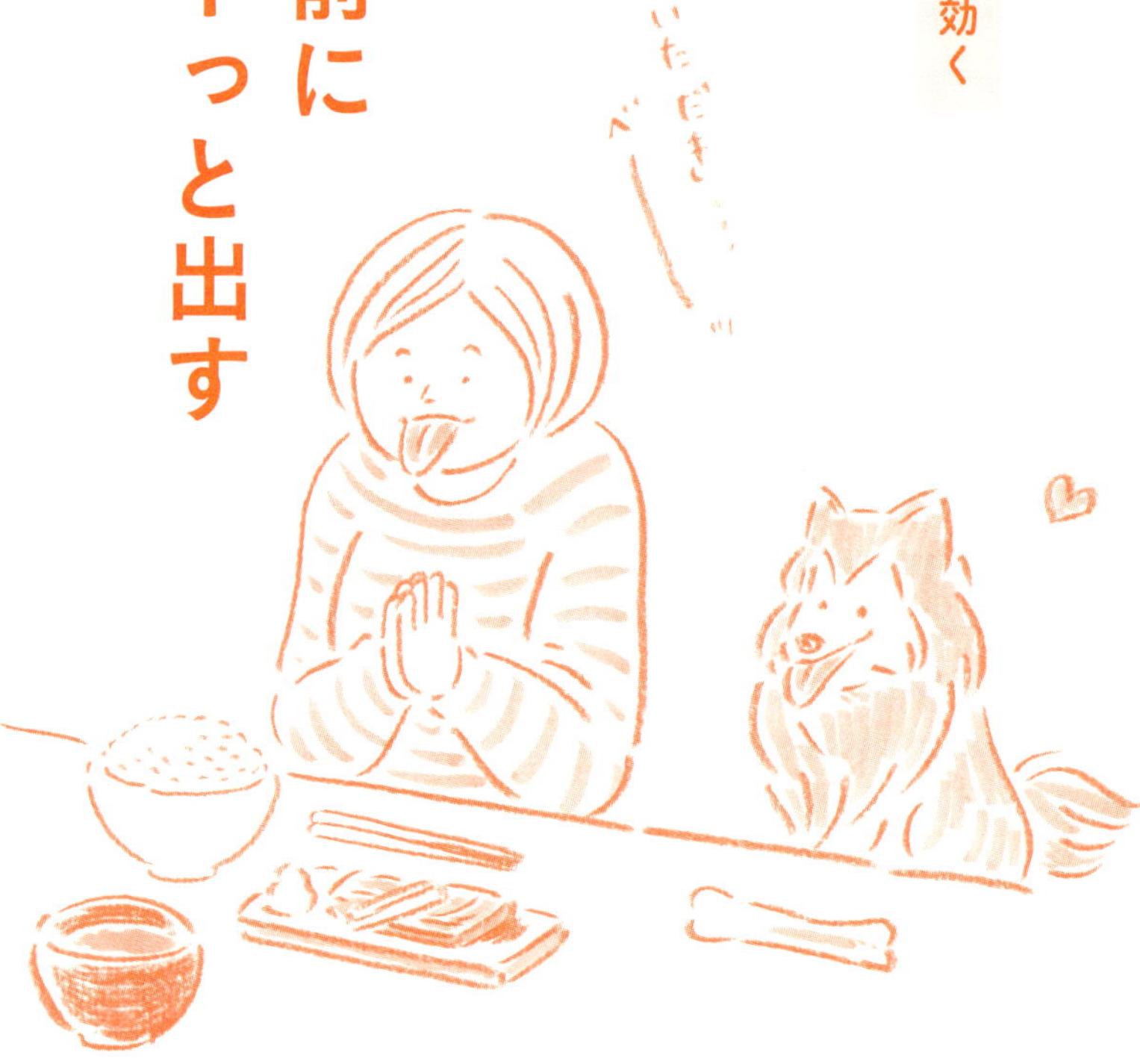

昔の人は、固いものを食べていたので、よく噛《か》む習慣がありました。でも柔らかく食べやすいように加工されたものが増えた現代では、よく噛む機会が少なくなっています。そのため最近の若い人の中には、あごが小さい人が増えているようです。

よく噛むとその分、唾液《だえき》がたくさん分泌されます。唾液には消化酵素が含まれるので、多く分泌されるほど消化が促進します。すると必要な栄養素は十分に吸収され、いらないものは排泄されるというしくみが正しく働きやすくなります。つまり唾液は解毒の強い味方なのです。

でも、現代人にはよく噛まない人が多く、唾液の分泌が減っていて、このしくみが正しく働いていない人も。といっても、いきなりよく噛む習慣をつけるのはなかなか難しいものです。

そこでおすすめなのが、食事の前に舌を思い切りぐーっと出すことです。しばらく舌を出していると、よだれがこぼれそうになるはずなので、その前に舌を引っ込めます。食事の前にこれを何回かやっておくと、唾液腺から唾液がたっぷり分泌されるので消化がよくなります。

私は、何年も前からこの方法を実践していますが、そのおかげで体に余分なものをため込みにくいせいか、体重がずっと変わっていません。

普段からよく噛んで食べている人はいいのですが、よく噛む習慣がなかなかつけられない人は、この方法を取り入れてみてください。

2 おなか（胃）が折れ曲がらない姿勢で食事をすると、太りにくい！

自宅でいつもリビングのソファに座って食事をしている人や、カフェでソファに座って食事をすることが多い人、結構いるのではないでしょうか？　でも、実は解毒の面から言うと、おすすめできません。

ソファのような沈み込むイスに座ると、体が折れ曲がります。また、ソファだとテーブルも低くなるため、ワンプレートメニューなどの場合、器を持たずに食べることになり、どうしても前かがみの姿勢になります。すると、おなか（胃）も折れ曲がるため、食べたものがスムーズに消化できなくなり、未消化物がおなかに停滞したり、消化不良を起こしたり、逆流性食道炎を招くことも。ソファにかぎらず、体を曲げた悪い姿勢で食事をとっている人も要注意。

おなかに横ジワがクッキリ刻まれている人は、いつもおなかが曲がっている証拠で、消化も悪くなっている可能性大です。

食事のときは、なるべくおなかをまっすぐに伸ばした姿勢にするのが理想的。つまり一番いいのが立ち食いです。立食パーティは、自然とおなかがまっすぐになるので消化の面からはとてもよいのです。とはいえ普段、立ち食いはあまりしないと思うので、食事中はできるだけ体をまっすぐに立てて、よい姿勢を心がけましょう。いつも食事をとるときのイスやテーブルの高さも、体が折れ曲がらないものを選ぶのがおすすめです。

3 食事中は飲まない・見ない・読まない、で消化力アップ！

食事中、ほとんどの人が、水やお茶などを飲みながら食事をしていると思いますが、これはあまりよくない習慣です。

もともと、ご飯をはじめ、食べ物の中には水分を多く含むものがあります。それに加えて、水やお茶も飲んで、味噌汁もとってというように水分をとりすぎると、胃の中で食べたものが水分を吸って何倍にも膨らみ、糖質の吸収が早くなって血糖値が上がりやすくなるうえ、消化を妨げて下痢や便秘を招くことも。

また、食事中に飲み物をとると、食べ物をよく噛まずに胃に流し込んでしまうので、消化液を多く含む唾液の分泌が少なくなり、その面からも消化不良を招きます。消化が正しく行われないと、栄養も行き渡らず、体の不調を招きます。飲み物は食事中はとらないようにし、とるなら食前か食後にしましょう。

また、テレビを見ながら、スマホを見ながら、雑誌を読みながらといった〝ながら食べ〟もNG。食べ物が体に入ると胃に血液が集まりますが、テレビやスマホなどを見ながら食べると、本来胃に行くべき血液が減ってしまうので、消化がスムーズに行われにくくなり、体重増加の原因にもなるのです。

食事のときは、テレビやスマホなどは見ず、食べることに集中しましょう。

4 白湯を仁王立ちで飲むと、解毒のスピードが速くなる

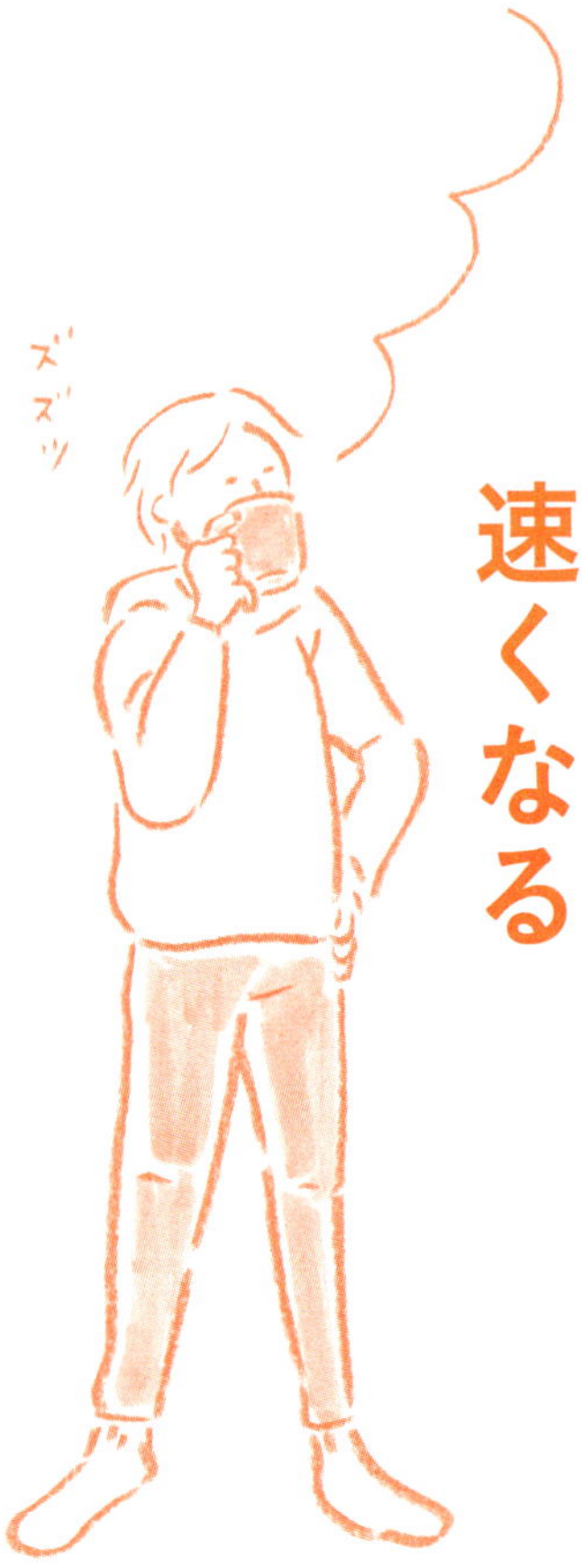

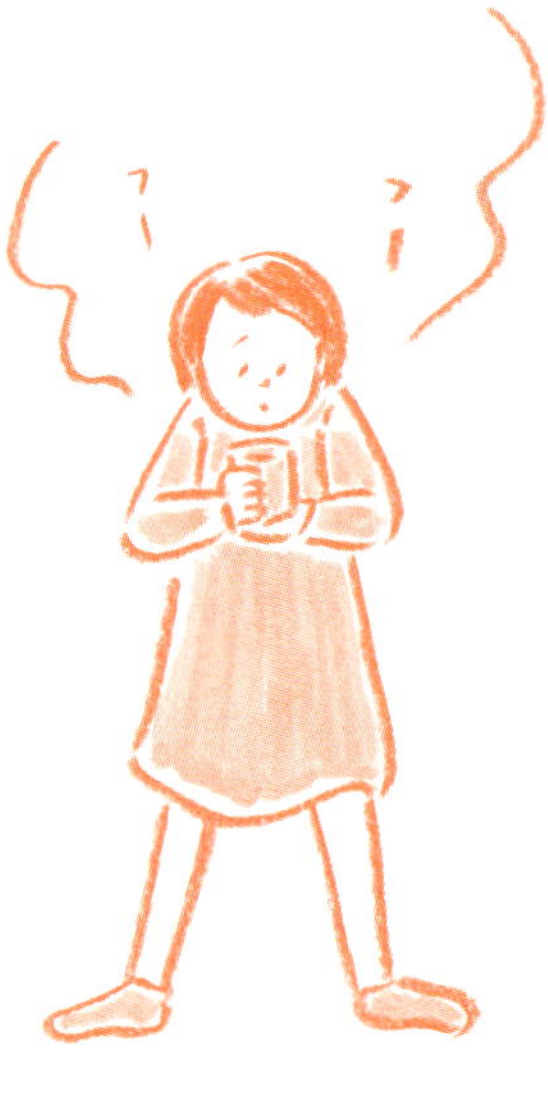

近年、解毒や冷えにいいということで白湯《さゆ》を飲む健康法が広まりましたが、白湯の効果を高めるなら、温度にポイントがあります。おすすめの温度はやはり〝人肌〟程度です。胃にものが入ったとき、その温度が体温より高くても低くても、胃がキュッと締まってしまって老廃物が腎臓や膀胱《ぼうこう》にスムーズに送られにくくなり、排泄されにくくなります。でも、体温と同じ程度の白湯なら素早く腎臓や膀胱にまとまった量の水分が送られるので、より多くの老廃物が尿とともに排出されやすくなるのです。38℃の熱がある場合は、38℃の白湯を飲むというように、そのときの体温に合わせるのがポイントです。

一回に飲む量は200㏄が目安。胃にスムーズに届くよう、姿勢をまっすぐにして仁王立ちで飲みましょう。飲むと約1時間後に尿意を催すと思いますが、行きたくならなければまた白湯を飲んでください。会議があるなどしばらくトイレに行けない場合は、量を減らしましょう。ただし医師から水分を制限されている人は、医師の指示に従って水分をとってください。

ちなみに薬をジュースやお茶などで飲む人がいますが、これはNGで、薬も白湯で飲むのが一番。薬を飲むとどうしても微量が肝臓に残り、肝臓に負担をかけたり、副作用の原因にもなったりします。でも白湯とともに薬を飲めばスムーズに代謝されて体にたまりにくくなるので、副作用を少なくすることができるのです。毎日の白湯を習慣にして、解毒力を高めましょう。

5

食べすぎの後は断食が一番。
ただし、
ジュースなどもとらずに
行うほうが効果的

食べすぎが続いたときなどによいのが断食です。ただ、断食をする際、野菜やフルーツなどのジュースを飲みながら行う人が多いようですが、これはおすすめできません。そのジュースに含まれる食材にアレルギーがあると、アレルギー症状を起こす可能性があるからです。食品のアレルギーには、遅延型アレルギーといって、食べてすぐではなく翌日以降などに体に反応が出るものもあります。この場合、食品が原因だとは気づきにくいのですが、いつも感じている不調の原因が、実は普段何気なくとっている食品にあったということもあるのです。

断食は、内臓を休ませたり、今まで体にため込んでいた病気の元になる毒素や老廃物を体から抜くために行うものです。それなのに、アレルギーを引き起こす可能性がある食品をとっていたら意味がありません。

そもそも昔から行われていた断食は、何もとらずに行われていました。これにならって、ジュースもとるのはやめて、白湯や水だけとるほうが効果的。2〜3日行うのがおすすめです。断食後は、おかゆなど胃にやさしいものをとって徐々に普段の食事に戻しましょう。

この方法で行えば、体の毒素が排泄されて健康維持に役立ちます。ただし、体力が低下しているときなどは危険なので無理をしないでください。

6 フルーツを食べるなら朝イチか、空きっ腹のときに

フルーツは、食べるタイミングで、体への効果が変わってしまうので要注意。

フルーツは、ほかの食べ物に比べて消化が早く、胃から腸へとすぐに届きます。ですから、とるのに一番いいのは朝イチ。空腹時の胃に、フルーツに含まれる水分や、ビタミン・ミネラル・酵素などの栄養がダイレクトに素早く届き、体に吸収されやすいのです。

フルーツは、皮に抗酸化成分が多く含まれているので、できれば皮ごととりましょう。

逆に、フルーツをとらないほうがいいのが食後。食べ物が胃にたくさん残っているときにフルーツを食べると、長く胃に留まって腸に届くのに時間がかかってしまい、どんどん酸化し、腐敗が進みます。リンゴやバナナを放置しておくと、変色しますよね。それと同様のことが胃の中で起こるので、体にとってよくないのです。

ですからフルーツを食べるのは朝イチが理想的。空きっ腹のときならOKなので、小腹が空いたときに間食としてとるのも◎。私はいつもバナナを間食に食べていますが、バナナはフルーツの中でも胃での滞留時間がやや長めなので腹持ちもよく、間食におすすめです。

ちなみに、イライラしたときによいのはリンゴです。テレビやパソコンも消して、無言でリンゴを1個皮ごと丸かじりすると、脳が鎮静化すると言われています。リンゴはがん細胞を抑える効果があるとも言われています。ストレスが多い人はぜひ試してみてください。

7 やせたいからといって、烏龍茶をがぶ飲みするべからず！

ダイエットにいいからと、烏龍茶をいつも飲んでいる人は少なくないと思います。ダイエットをしている人には特に黒い色の烏龍茶が人気ですよね。でも、これを日常的に飲むのはおすすめしません。

烏龍茶の中でも黒い色をした烏龍茶は、脂肪を落とす効果が高いことで知られています。ですから脂っこい料理を食べるときに飲むのはよいのですが、日常的に大量に飲むと、胃の粘膜の脂まで落としてしまうことがあるとも言われています。そうすると胃のトラブルを起こしやすくなるだけでなく、胃粘膜の脂が薄くなるため、脂っこいものをもっと食べたくなってしまい、逆に太りやすくなってしまいます。

烏龍茶の産地である台湾では、黒い色をした烏龍茶は脂っこい食事のときにしか飲まず、普段は油を落とす効果が弱い緑色の烏龍茶を飲んでいます。黒い烏龍茶を日常的に飲むのは避けましょう。

また、緑茶も健康にいいイメージがありますが、カフェインが多いので、依存性があるうえ、飲みすぎると胃に負担になるので気をつけましょう。

日常的な水分補給には、やはり白湯がおすすめです。19ページで紹介した方法で、白湯を飲むようにしましょう。

知っておきたい子育ての豆知識 ❶

赤ちゃんが親指をおしゃぶりしてるときは、〝暇だな〜〟と思っているなど何かしら軽いストレスがあるときです。親指の腹にはストレスに効く大脳や脳下垂体のツボがあり、親指をしゃぶって無意識のうちにそのツボを刺激しているのです。また、親指以外の４本の指を口に入れてしゃぶっているときは、やりたくないことをさせられていて、強いストレスがかかっているとき。親指以外の４本の指の腹には自律神経のツボがあり、刺激するとストレスが鎮まるからです。人間の体には子どもの頃からツボが備わっていて、子どもは無意識のうちに刺激していることがあります。子どもの気持ちを読み取る手立てになるので覚えておきましょう。

また、赤ちゃんが歩き始めるのが遅いからと、無理やり立たせて歩かせると、股関節やひざを痛めることになり、背が伸びにくくなる可能性が。子どもは、歩ける時期が来たら自分で意思表示をするもの。無理やり歩かせると将来の肩こりや腰痛の原因にもなるので、子どもの意思にまかせましょう。

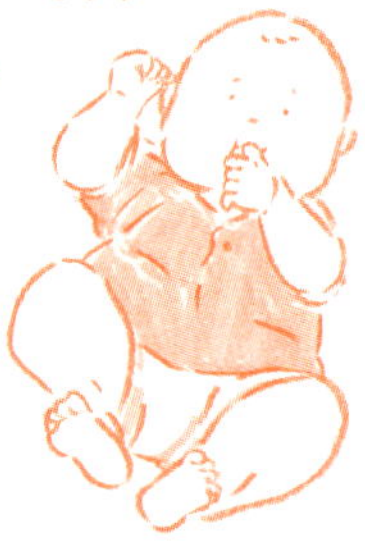

mainichi no ofuro,toire

お風呂・トイレ
編

お風呂やトイレは、大切な解毒の時間。
その効果をいっそう高めたり、
不調の予防・改善もできる、Matty式のお風呂の入り方や
排尿・排便の仕方をご紹介。
毎日のことだから、実践すれば健康状態に差がつきます!

8 〝行っとこトイレ〟をしていると、膀胱センサーが乱れる可能性大！

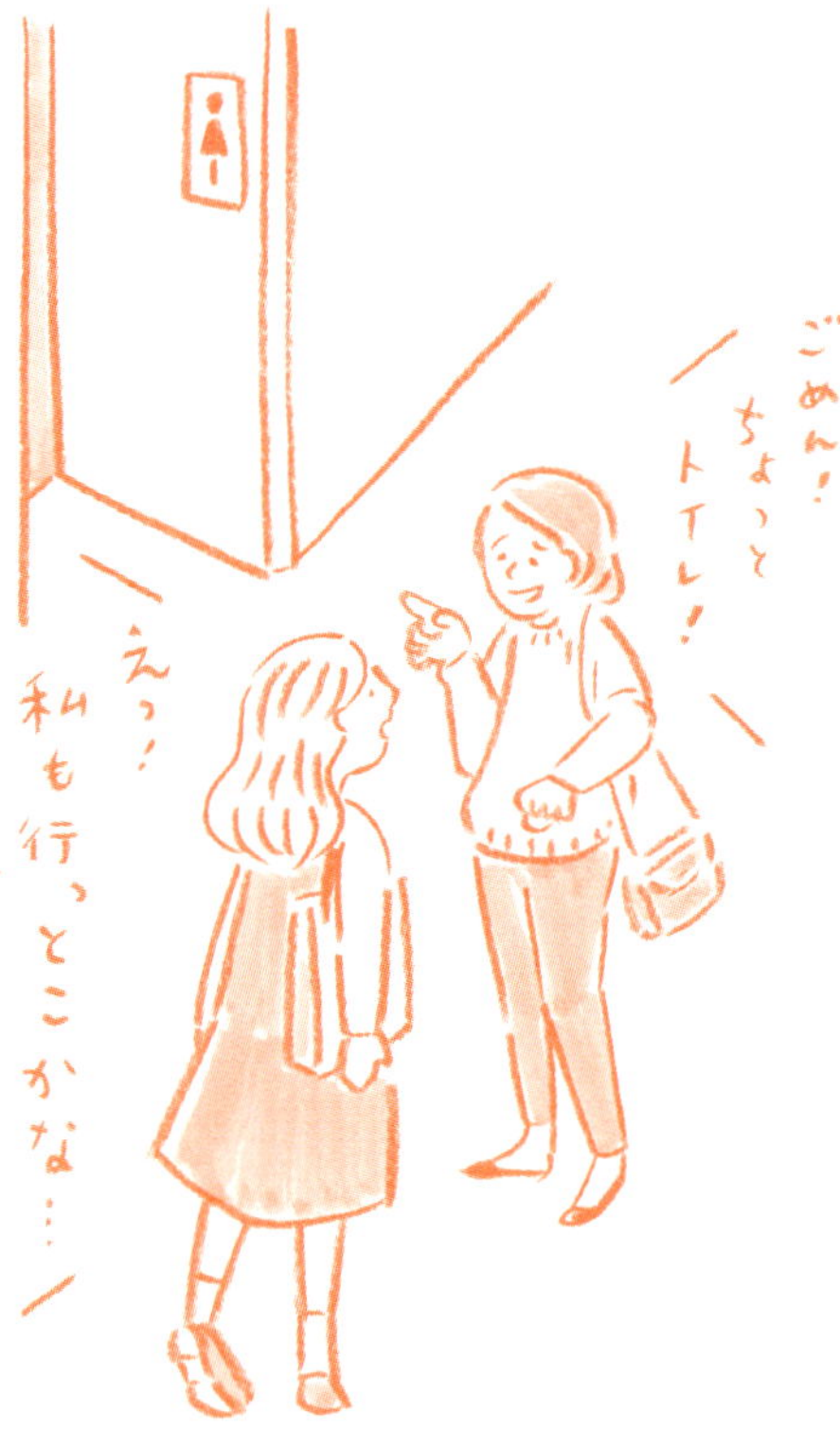
ごめん！ちょっとトイレ！
えっ！私も行っとこかな…

中・高校生の頃などに、友達にトイレに誘われ、〝今すぐトイレに行きたいわけじゃないけれど、誘われたから行っとこうかな〟という感じでトイレに行ったことがある人は、多いのでは？

大人になってからも、旅行中や、電車に乗る前などに、〝しばらくトイレに行けないかもしれないから、行っとこう〟と、今すぐにしたいわけでもないのに、ちょこちょことトイレに行く人も多いと思います。このような、尿意を催していないのに行く〝行っとこトイレ〟は、おすすめできません。

本来、尿意を感じるのは、膀胱に尿が満タンになったとき。これは、解毒が完全に終わっている状態なので、排尿すると毒素がしっかりと排泄されます。でも、膀胱がまだ満タンになっていないのに出すと、尿の上澄み液だけを出すことになり、体内の重金属などの毒素を排泄する作用が弱まってしまうのです。

さらには、行っとこトイレを繰り返していると、尿意を感じるセンサーが乱れてしまい、尿もれや残尿感などといったトラブルも起こりやすくなります。

トイレは、膀胱がいっぱいになって本当に尿意を催したときにだけ行くようにしましょう。

9 和式トイレは解毒にぴったり!

最近のトイレは、ほとんどが洋式の便座になり、和式トイレはどんどん減っています。でも実は、解毒に効果的なのは和式トイレのほうです。

女性の体の構造上、膀胱や腸は、和式トイレのしゃがんだ体勢のほうが、尿や便をしっかり排泄できるようになっています。また、しゃがむという動きには体幹や下半身の筋肉を鍛える効果があります。和式トイレを使っていたかつての日本の生活では、この動きを一日に数回繰り返していたため、自然に体幹から下半身の筋肉が鍛えられていたのです。

でも洋式トイレが増えた現代では、ひざを曲げる機会が減って多くの人は体幹や下半身の筋肉が衰えているため、内臓を支えきれず、子宮や卵巣、膀胱、腸などの内臓の位置が下がっている傾向があります。それに加えて、現代人は、いつも硬いアスファルトの道路をドシドシと歩いているので、余計に内臓が下垂しやすくなっているのです。

これを改善するためには、意識的にしゃがむ動作をするのがおすすめです。お風呂上がりなどに、ひざを曲げて30秒くらいしゃがんでから、立つという動作を繰り返してみましょう。スクワットでもOKです。自分が無理なくできる回数に1回プラスして行うのが効果的です。

内臓が正しい位置に戻れば、正しく働くようになって、便秘なども解消するので解毒作用が高まります。子宮や卵巣の働きも整って、婦人科系のトラブルも改善しやすくなりますよ。

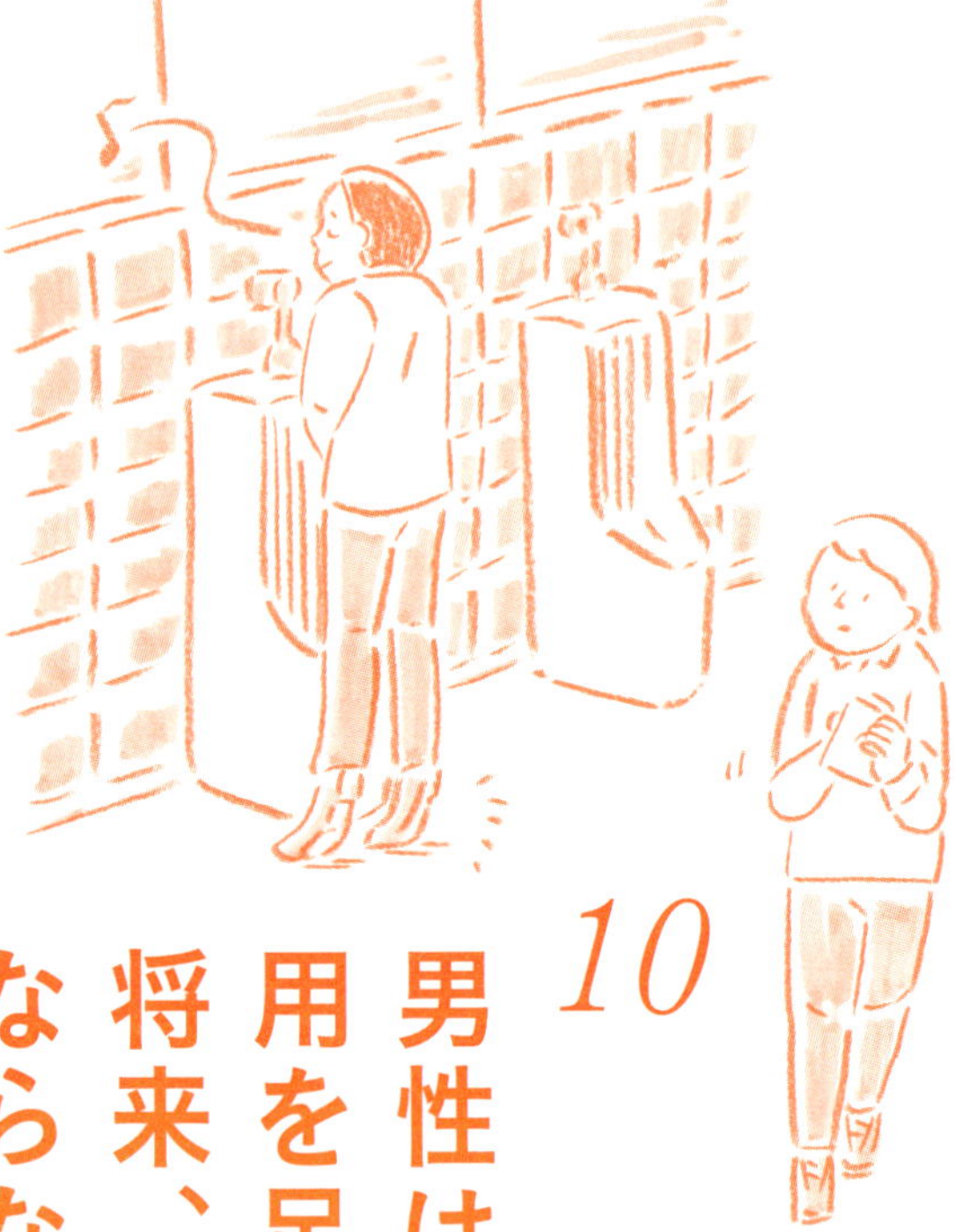

10 男性はかかとを上げて用を足すと、将来、下の世話にならなくて済む

男性の膀胱は、本来、立った姿勢で排尿しやすい位置にあります。

でも、前項でもお話ししたように、現代人は、いつも硬いアスファルトの道路をドシドシと歩いているので、内臓が下垂している人が多く、女性だけでなく男性にも膀胱の位置が下がっている人が多いようです。

それに加えて、最近の洋式トイレの普及で、男性でも座って排尿する人が増えているようです。これでは、体幹から下半身の筋肉が衰えて、ますます膀胱の位置が下がってしまいます。

膀胱が正しい位置にないと、尿がしっかりと出にくくなり、体に老廃物がたまりやすくなります。そればかりか加齢とともに尿もれや失禁をしやすくなったり、将来的には、下の世話をしてもらわなければいけなくなる可能性も！ また、トイレが汚れるからと、ご主人に座ってトイレをするように言っている奥様は、将来ご主人の下の世話をしなければいけなくなる可能性が高いので要注意です。

下がった膀胱を正しい位置に上げるためにおすすめなのが、立って排尿するときに、かかとを上げることです。トイレのたびにこれを行うだけで、筋力がアップし、膀胱が正しい位置に引き上がり、尿がスッキリと出やすくなります。

〝かかと上げ排尿〟を習慣にして、尿トラブルを防ぎましょう。

11 トイレもお風呂も電気は暗めがいい

昔のトイレは、家の外にあって、裸電球だけがついていて薄暗く、音もなく静かで、どことなく怖いものもありました。でも、これは体の機能を考えると、とてもよいことでした。

最近のトイレは明るいので、本やスマホなどを持ち込んで、そういったものを眺めながら、ゆっくりと用を足す人もいるようですが、これはNG。こんな状態で排泄をすると、本来、排泄に使われる器官に集まるべき血液が脳に行って、排泄機能が弱まって解毒力が低下してしまいます。

昔のように暗いトイレは、排泄に集中するのにぴったりだったのです。私の家のトイレにはデジタル時計が置いてあり、その薄暗い灯りがあれば、夜中でもトイレの照明をつけずに用が足せるので、排泄に集中できます。トイレに間接照明を置くのもいいと思います。

トイレだけでなく、お風呂の照明も暗いほうがおすすめです。入浴にはリラックス効果がありますが、照明を暗くして入ると脳も鎮静化し、スムーズに寝つけるようになるのです。

お風呂の照明は消して、脱衣所の照明だけで入浴するのもいいと思いますし、それでも明るいときは、脱衣所の照明も消して、アロマキャンドルだけを灯して入浴するとさらに心身のリラクゼーションになります。ぜひ試してみてください。

12 お風呂は「肩まで」ではなく、「下唇の下まで」つかる

お風呂というと、半身浴がいいと言われがちですが、私がおすすめするのは、下唇の下までつかることです。

パソコン作業などで常に脳を酷使している現代人は、脳に血液が行きすぎている人が多いようです。こういった状態だと夜遅い時間になっても頭が活性化し、なかなか寝つけません。

これを改善するのにいいのが、下唇の下までお風呂につかることです。こうすると首まで全部お湯につかることになります。首の血流がよくなると、頭に上った血液が心臓に戻りやすくなり、脳が鎮静化して寝つきがよくなるのです。

首を温めると、自律神経のうちの、リラックスをもたらす副交感神経が優位になるので、ストレスの軽減になるうえ、首こりや眼の疲れの解消にも効果的。下唇の下までつかって、ひざ小僧も出ないようにし、全身をお湯に沈めるのがポイントです。お湯の温度については、合う温度は人それぞれなので、自分の体温より高めの37~43℃の間で、ちょうどいいと感じる温度で入ればOKです。5分はつかるようにしましょう。この入浴法をすると、眠っている間の体や脳の修復作用もスムーズになります。

首を温めると全身が温まるので、体が冷えやすい人は、日常生活でもストールなどで首をカバーして温めるよう心がけて。

13 ビーナスシャワーで、首のシワ・胸元のニキビ予防

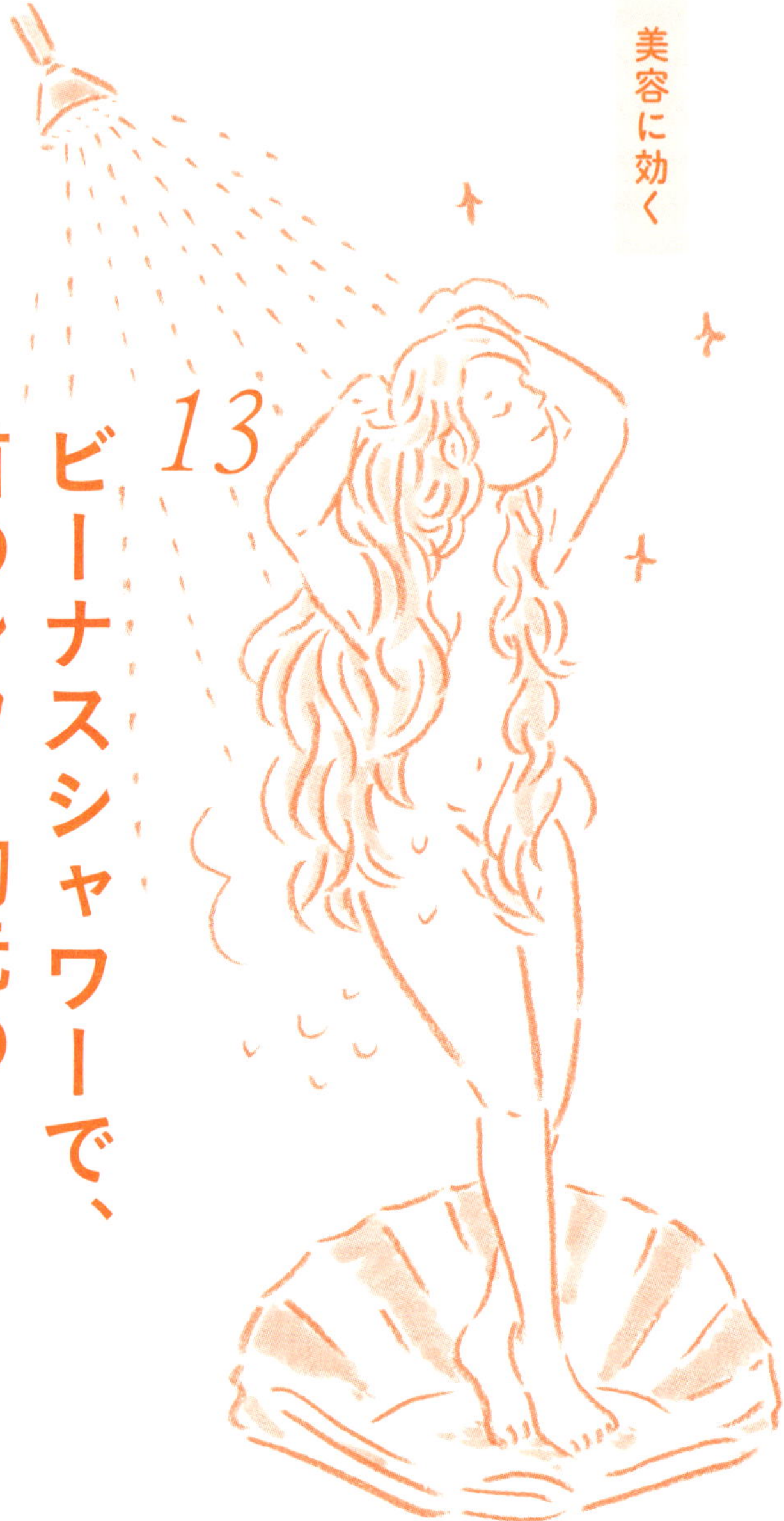

私のところに通ってくださっている美肌で有名な某女優さんが、首やデコルテもとても美しいので、どのようにケアをされているのか伺ったところ、返ってきたのが〝ビーナスシャワー〟とのお答え。

一般的には、髪を洗うなどでシャワーを浴びるとき、うつ向いて前側からお湯を当てる体勢の人が多いと思います。でも、その女優さんは、この体勢は絶対にせず、シャワーに背を向けて、頭の後方から浴びるようにしているそうです。こうすると首を伸ばしてあごを突き出し、頭を後ろに傾けてシャワーを浴びることになり、うつ向くことはありません。

そもそも現代人は、しょっちゅうスマホなどを見ているので、うつ向いていることが多く、そのため若い人でも首にクッキリとシワが刻まれている人が多いのです。そのうえ入浴中もうつ向いてシャワーを浴びていたら、首のシワがどんどん深くなるだけ。この女優さんは、それを避けるため、上を向いてシャワーを浴びているそうで、これを〝ビーナスシャワー〟と呼んでいました。

また、うつ向いてシャワーを浴びると、胸元にシャンプーやコンディショナーなどが残りやすく、ニキビの元にもなりますが、ビーナスシャワーなら、それを防ぐことができます。丸くなっていた背中も開くので猫背予防にも。みなさんも、ビーナスシャワーに変えてみて。

14 足指の間を洗ってしっかりふくと、寝つきがよくなり冷え性も改善！

お風呂に入ったとき、足指の間まで意識してしっかり洗う人は少ないと思いますが、実は、足指の間にはツボがあり、洗いながら刺激すると大きな健康効果があります。

足指の間の洗い方は、まず、手の人差し指で洗う指を固定して、親指の側面の骨で、足の指の間の水かきの山を、下から上へこすり洗いします。次にてっぺんを前後に、続いて上から下へとこすり洗いします。この方法で、すべての指の間を洗いましょう。足指の間にある〝指間リンパ〟のツボが刺激され、血行促進や脳の鎮静化などの効果が得られます。

そして忘れてはならないのが、お風呂から上がるときに、足指の間をしっかりとタオルでふくことです。

浴室内で、フェイスタオルで体をふいた後、お風呂のイスに座って、足指の間の水かき部分もタオルでしっかりふきましょう。水かきの部分をタオルでつまんでふいたら、隣の足指をつけ根から引っ張るというのを一本一本行っていきます。この刺激が脳に伝わると、足指まで血流が送られるようになって、脳に集まっていた血液が下がり、さらに脳が鎮静化します。そのためぐっすりと眠れるようになるのです。また、足指までの血行が促進されるので、末端の冷えも改善するうえ、水分をしっかりふき取ることで水虫予防にもつながります。

〝足指の間を洗って、しっかりふく〟までを習慣にしましょう。

15 お風呂上がりにバスマットは使わない

私は、お風呂上がりにバスマットを使っていません。その代わりに使うのが、フェイスタオルです。

お風呂から上がったら、床にフェイスタオルを広げて置き、端っこに足の裏をのせます。そして、足の指でタオルをぎゅっとつかんでたぐりよせていく〝タオルギャザー〟をしています。全部たぐりよせたら、またタオルをのばして繰り返します。これを何回か行っています。

このタオルギャザーも、足指を洗ったりふいたりするのと同様に脳の鎮静効果があるので、ぐっすり眠れるようになるうえ、ストレスの緩和や、認知症予防にも効果があると言われています。

ストレスがたまっていると、タオルギャザーがうまくできないので、これをその日のストレス度のチェックテストにするのもいいと思います。

さらに、足指の筋トレにもなり、足裏のアーチが正しい状態に整いやすくなるので、扁平足や開張足の改善にもつながります。

また、バスマットは菌が繁殖しやすく、指の間の水滴までふけないうえ、洗濯もしにくく、あまりメリットがありませんが、フェイスタオルでのタオルギャザーなら、足をふきながら健康効果も得られるので一石二鳥です。

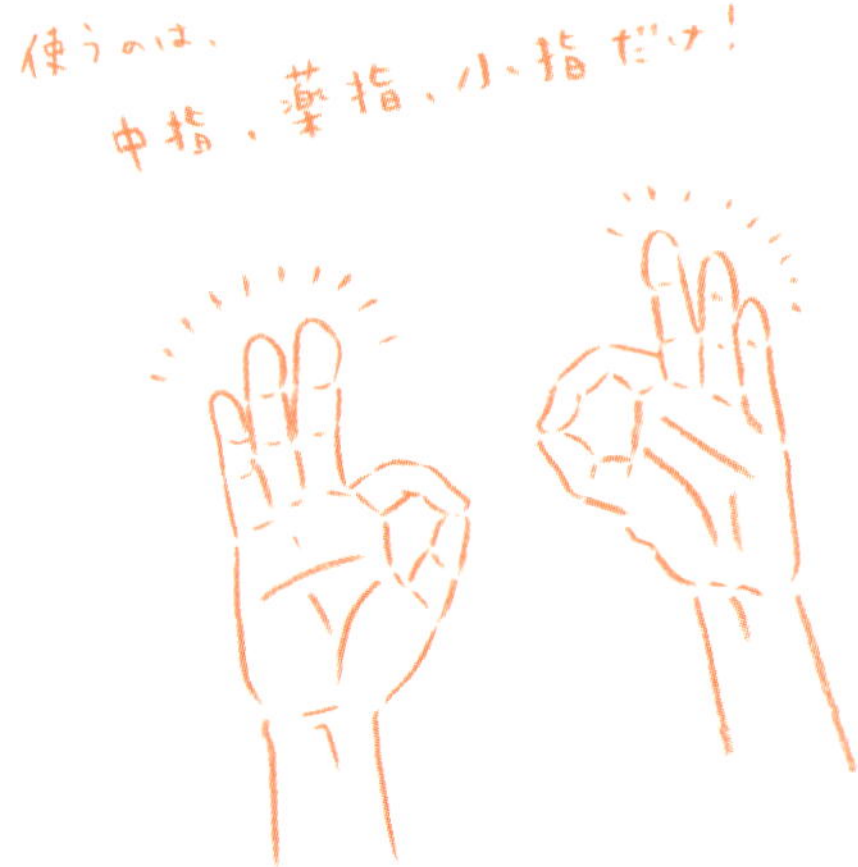

16
OKシャンプーで、白髪・抜け毛知らず

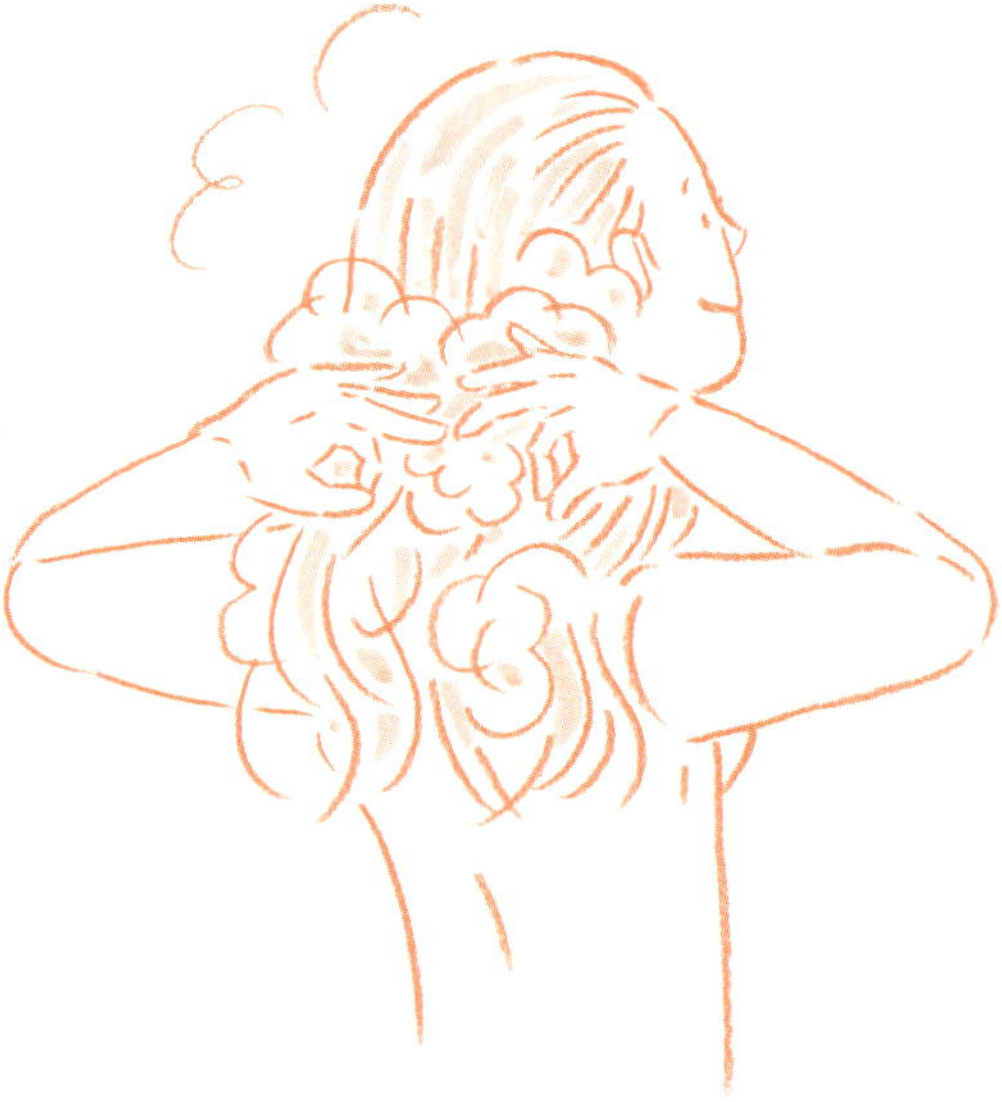

シャンプーするとき、多くの人が、親指と人差し指に力を入れてゴシゴシと洗っているのでは？　親指と人差し指は、最も力が入りやすい指なので、この指をメインに使うと、力が入りすぎてしまい、頭皮を傷つけ、抜け毛や薄毛、白髪などの原因に。そこで私が長年続けているのが、左右の手の指をOKの形にして頭を洗う、〝OKシャンプー〟です。

指をOKの形にすると、親指と人差し指はくっつけるので使わなくなり、薬指を中心に、中指、小指の3本を使うことになります。薬指は、その名の通り、薬を塗るときに最適な指と言われ、やさしい力加減になる指。ですから薬指を中心にした3本の指を使ってシャンプーすると、頭皮を傷つけることなく、ほどよい力で洗えるのです。

また、シャンプーをするときは頭頂部ばかりをガシガシと洗ってしまいがちですが、これだと頭皮が過剰に傷つき、頭頂部の抜け毛や薄毛、白髪がひどくなることに。これを防ぐため、まず手をOKの形にしたら、首筋から上に向かって洗い、続いて側頭部から頭頂部へと洗っていきましょう。頭皮全体をまんべんなくマッサージでき、血行がよくなります。

私はかつて海外留学中に、ストレスのせいで円形脱毛症になったことがありますが、このOKシャンプーと、「キュベシノブ シャンプー」（124ページ参照）のおかげで1カ月で治りました。48歳になる現在も、白髪はなく、髪のボリュームも変わっていないんですよ！

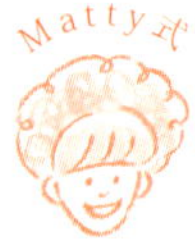

知っておきたい子育ての豆知識 ❷

頭のよい子に育てたいなら、手や足の親指の腹をもんであげて、常に柔らかい状態にしておきましょう。コラム1でもお話ししましたが、手や足の親指の腹がパンパンに張って硬くなっていたら、過剰にストレスがかかっているときです。ここには大脳や脳下垂体のツボがあるので、硬くなっていると脳の機能も低下しやすくなります。ぜひ、意識してほぐしてあげてください。

また、最近、子どもの便秘も増えていますが、この場合、足裏の土踏まずをマッサージしてあげましょう。

さらに重要なのは子どもの靴の選び方。すぐ成長するからと、ブカブカのゴム靴などを買い与える方もいるようですが、これはNG。大きい靴だと足が横に広がって足のアーチが正しく形成されず、運動神経が悪くなったり、足のトラブルが多くなります。子どもの足の成長期と言われている中学3年生くらいまでの靴は重要。サイズに合った靴を選び、さらに足にフィットするよう、紐などで調整できるタイプを選んであげましょう。

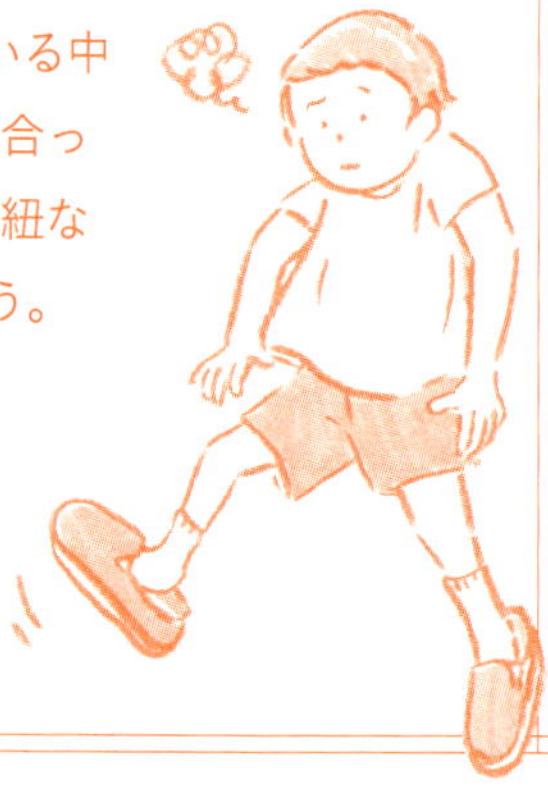

mainichi no suimin

睡眠
編

眠っている間は、体が修復され、解毒も進む大切な時間。
寝ている姿勢や、睡眠環境が悪いと、
眠りの質が下がって解毒も正しく行われません。
Matty式睡眠術でぐっすり眠って、
睡眠中の解毒パワーを最大限に高めましょう。

17 T字に寝るだけの「自己整体」でゆがみ解消

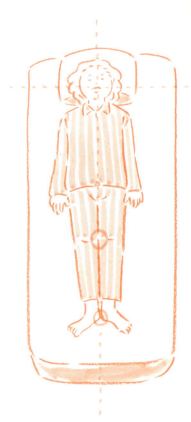

硬いアスファルトの上を歩いたり、重い荷物を持ったりと、毎日の生活には体をゆがませる要因がいっぱいです。こんなゆがみは、その日のうちに解消しておくのが理想的。そこでおすすめしたいのが、寝るときに自分でできる整体です。

まず、ベッドや布団に仰向けに寝て、枕に頭を置き、枕と体がT字になるようにします。このとき体がまっすぐにならず、斜めになってしまったり、左右の足の間がこぶし1個分以上あいてしまう場合は、すでに体がゆがんでいるので要注意。体をまっすぐにしたら、両ひざをくっつけて、次に両かかともくっつけます。そのまま奥歯を軽く噛み合わせて1分以上キープ。ひざとかかとをくっつけたままキープするのは結構きついはず。そして我慢できなくなったところで脱力。これを2〜3回繰り返して。この自己整体で、骨が正しい状態に整ってゆがみが改善します。ただし腰痛などの痛みがあるときは行わないでください。

これに加えて、つま先を手前にできるだけ倒し、次にできるだけ前に伸ばし、最後に足首を回すといった足首のストレッチも行いましょう。もうできないと思う回数プラス1回分行うのが効果的。一日歩いて弱った足の関節がリセットされ、軟骨のすり減り予防にもなります。

自己整体も足首のストレッチも、行った後にトイレに行くなどして歩いてしまうと、せっかくの効果が失われてしまうので、そのまま寝るようにしましょう。

18 最高の枕は、バスタオル！

私は今まで、なかなか自分に合う枕に出会えず、いろいろな枕を試してきました。そうするうちに気づいたのが、合う枕は、その日の体調などによって違うということ。そしてたどり着いた理想的な枕は、バスタオルです。

バスタオルなら、その日の体調に合わせて、1枚にしたり、2枚にしたりと枚数を変えることができ、形も、丸めてみたり、折りたたんでみたりと、自由自在に変えられます。

また、枕は汗や皮脂、ヘアケア剤などで意外と汚れやすいものですが、バスタオルならこまめに洗濯できて衛生的ですし、汗の吸収がいいのもメリットです。

枕は高さが高すぎるものを使っていると、首のシワや、肩こり、いびきの原因になりますが、バスタオル枕なら低めに調整できるので、これらの予防にもつながります。

なかなか合う枕が見つからないという人は、ぜひバスタオルで自分好みの形の枕を作ってみてください。1枚にするか、2枚にするか、丸めるのか、折りたたむのかなど、いろいろ試してみて、その日の体調に合った枕を作ってみましょう。

19 パジャマには柔軟剤は使わない！

最近、さまざまな香りの柔軟剤が流行《はや》っていますが、パジャマの洗濯に柔軟剤を使うのはおすすめしません。というのも、柔軟剤を使うと、汗の吸収が少し悪くなるからです。

ご存じの人も多いかもしれませんが、寝ている間には、コップ1杯分以上もの汗をかくと言われています。睡眠中は、さまざまな体のメンテナンスが行われる時間で、いわば体の大運動会なのです。

このときに、汗を吸い取りにくいパジャマを着ていると、体が冷えてしまい、眠りの質も悪くなります。ですからパジャマの洗濯には柔軟剤を使わないほうがいいのです。

また、保温効果の高い下着やパジャマなどを着て寝るのもおすすめしません。体の本来の代謝機能が阻害されてしまうからです。

もちろん体を締めつける下着やパジャマもNG。血液やリンパの流れが悪くなり、睡眠中の体の修復がスムーズに行われなくなってしまうからです。一方、ノーパンで寝るのをすすめる人もいますが、骨盤内の臓器やお尻が冷えてしまうので、私はおすすめしません。私が愛用しているのは包帯の素材を使った〝包帯パンツ〟（122ページ）です。ゴムがないので体を締めつけず、ほどよく体にフィットし、肌触りもやさしいので寝るときにぴったりです。

寝るときに身につけるもの次第で、眠りの質は大きく変わるので、気をつけましょう。

美容・婦人科系の不調に効く

20 寝る直前にバラの花を見るとフェロモンがアップ！

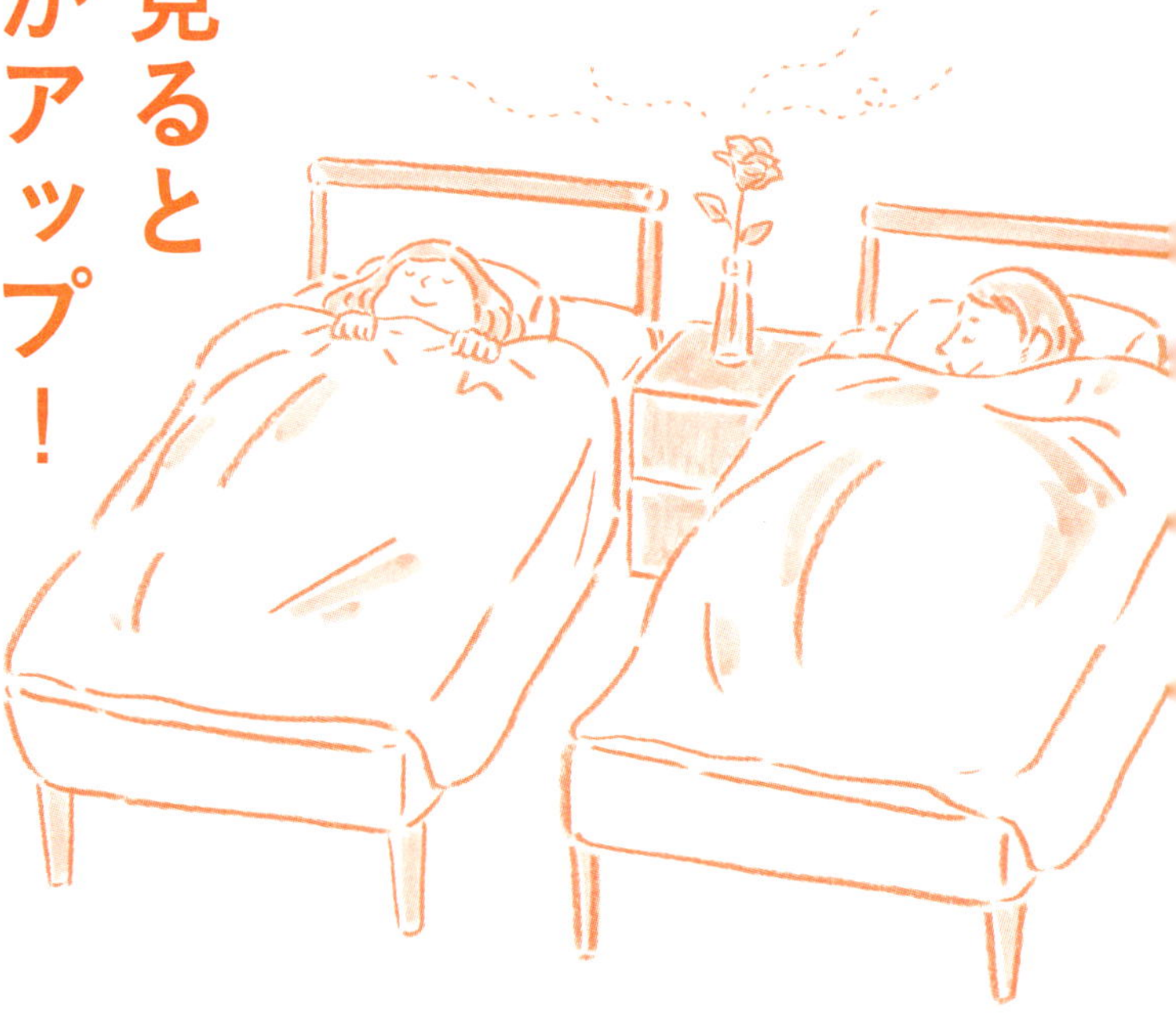

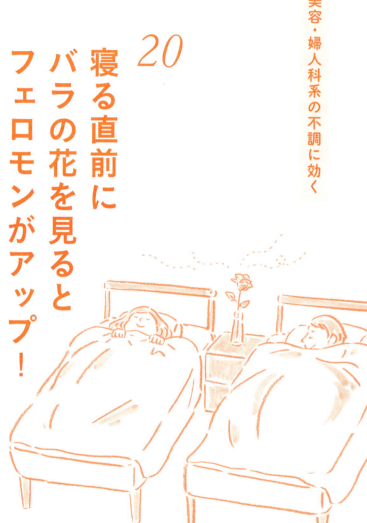

フェロモンを増やし、女性らしさを高める睡眠法をお教えしましょう。

生理の2週間後くらいの排卵日のときに、赤いバラの花を1輪買ってきて、寝室に飾ります。そして、寝る前にそのバラをしばらく見つめたら電気を消して寝ます。バラにはもともと女性ホルモンの分泌をアップする作用があることで知られていますが、寝る前に真っ赤なバラを見ると、色や香りなどによって五感が刺激されて脳にそれが伝わり、寝ている間の女性ホルモンの分泌が高まるのです。

フェロモンアップ効果が高いので、女性らしさやモテ度を高めたい人におすすめです。

また、バラの花が開いてきたら、花びらをちぎってお風呂に浮かべ、天然の塩をひとつかみ（お湯の10％の量）加えて入浴しましょう。バラの効果で、生理不順や肌荒れが改善したり、イライラが収まったり、もちろんフェロモンアップにもなります。不妊や更年期のトラブルの改善にもバラ風呂は効果的です。

赤いバラといっても、さまざまな色みがあるので、自分でお花屋さんに行って好みの色みを選ぶことも大切です。

ちなみにこの方法は、男性のホルモン分泌の安定にもいいので、男性にもおすすめです。抜け毛や薄毛予防になるので、パートナーなどにすすめてみてください。

21 朝起きたら一番に靴下をはきなさい！

冷え性は特に女性に多いと思いますが、靴下をはいていても足が温まらないという人もいるのでは？　これは実は、はき方に問題があります。

靴下は、足を温めるものではなく、保温するものです。すでに冷たくなった足に靴下をはいても、冷たいままで温まりません。

お風呂上がりに裸足でペタペタと歩き回り、足が冷えてしまった状態で靴下をはいても温まらないので、お風呂から上がったら真っ先に靴下をはくのがいいのです。そして寝る前に布団に入ってから靴下を脱げば、足が冷たくて眠れないということが防げます。

朝起きたときも、布団から出て床に素足を着けてしまうと足が冷えてしまいます。床に着ける前に靴下をはくようにすれば、布団の中で温まっていたまま保温され、いつまでも足が温かいのです。

この方法を習慣にすれば、常に足が温かい状態をキープできるうえ、足を温めることで全身の血流がよくなるので、冷え性の改善につながります。

ただし寝ている間は靴下を必ず脱ぎましょう。靴下をはいて寝ると、汗をかいて逆に冷えやすくなるからです。

靴下の素材は、絹や綿１００％のものが、保温にすぐれ、蒸れにくいのでおすすめです。

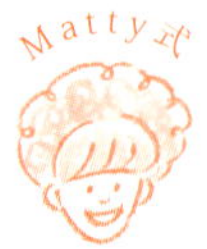

寝たきりの人には〝足指引っ張り〟をしてあげましょう

ご家族の介護をされている方も多いと思いますが、寝たきりの人は天井を見ていることが多いので、脳にばかり血液が行って、足指にはあまり行かず、全身の血流が悪くなっています。これでは体調がよくなりません。この血流の滞りを改善できるのが足指引っ張りです。足には菌がたくさんついているので、まず、足をふき取って清潔にします。または直接足に触れないように足先にタオルをかけてもOK。そして足の指と指の間の水かき部分を、痛くしない程度につねって刺激します。すべての指の間を行います。次に、親指側と小指側の指を2〜3本ずつまとめて、つけ根から引っ張ります。体重をかけて強めに引っ張りましょう。その人が痛気持ちよく感じる程度の力加減でやってあげてください。これだけでも病気を早く治す手助けになります。ただし、〝やりたくないな〟と思いながら行っても効果がないので、やってあげたいという気持ちのときに行いましょう。入院している人や、熱で寝込んでいる人などにもおすすめ。

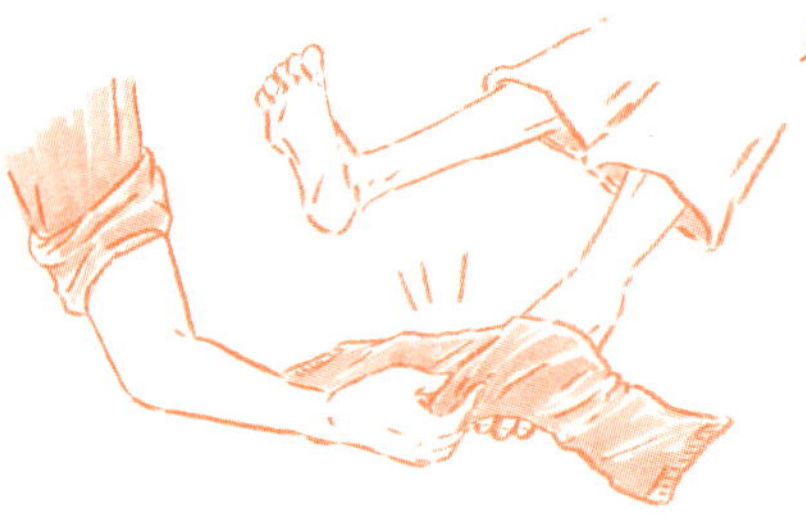

mainichi no seikatsu

日常生活
編

正しい座り方や立ち方、階段の上り下りから、
足の爪のケア法、靴の選び方などまで、
知っておくだけで病気や不調を防げる
日常生活でのMatty式健康法をご紹介。
今日から実践して、病気にならない体作りを！

22 リビングでは脚を突き出して座ると、むくみ、静脈瘤予防に！

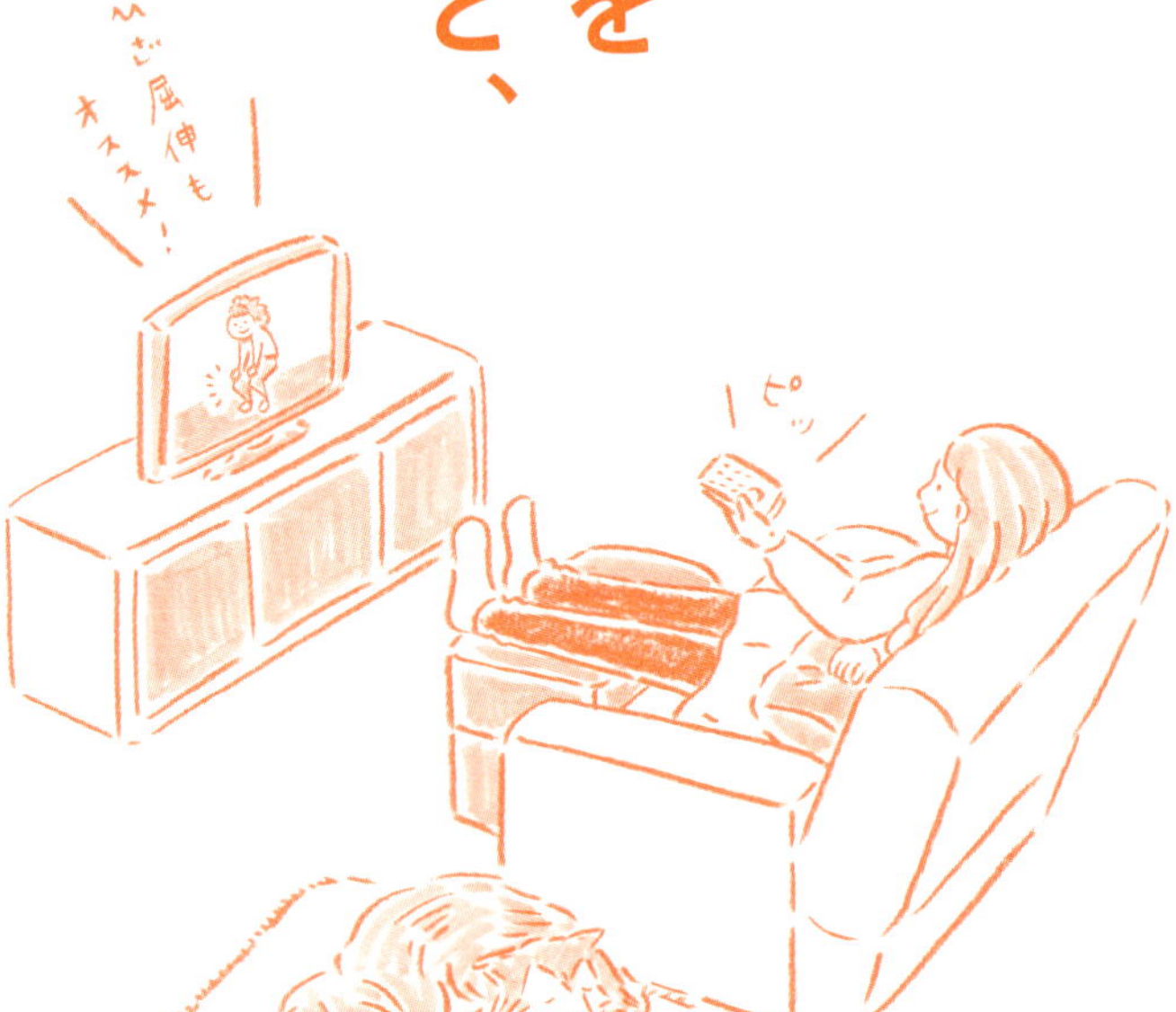

年齢を重ねるとともに、ひざ下に血管が浮き出て、目立つようになってきた……。これは、静脈瘤《じょうみゃくりゅう》になりやすくなっているサインです。静脈瘤とは、脚の静脈が膨らんでコブのように浮き出る病気で血管が正しい位置にないので、血液が心臓に戻るのも遅くなります。静脈瘤になると、脚がつったり、むくんだり、しびれたり、かゆみが出たりなどといった症状が出ます。最近、和式トイレが減ったこともあり、ひざを曲げる機会が少ないため、ひざ裏にピンポン球1個分以上もの老廃物がたまっている人が多いようです。ここがつまると、正座がしにくくなりますし、ひざ下の血液が心臓に戻りにくくなって静脈瘤にもなりやすくなります。そこでおすすめなのは、家でソファやイスに座るときは、ひざ下を下げないことです。普通に座った、ひざ下を下ろした状態だと、血液が心臓に押し上がりにくく、ひざ下に停滞しやすくなります。オットマンという足置き台も売られているので、そういったものなどを利用して脚を前に突き出して座るようにしましょう。

ただ、むくみ対策の方法として、寝るときに脚をクッションなどにのせて高くして寝るといいと言われますが、これはNG。脚を上げたまま寝ると、寝返りを打ったときなどに体のバランスがくずれて、首や腰などを痛める原因に。脚を上げるのは、寝る前までにしましょう。

23 立つときは、足裏の3点を意識して！

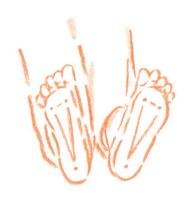

普段立っているときに、重心のかけ方が正しくない人を多く見受けます。正しい立ち方とは、足裏の親指のつけ根、小指のつけ根、かかと中央の3点にバランスよく体重がのっている〝3点立ち〟です。まず、自分はどこに重心をかけて立っているかチェックしてみましょう。

重心のかけ方によって生じやすい不調があります。前に重心がかかっている人は、肩こりや目の疲れが生じやすく、足裏全体にベタッと重心がかかっている人は、内臓に負担がかかり、疲れやすくなります。かかとに重心がかかっている人は、腰痛や婦人科系トラブルのほか、認知症にもなりやすくなります。これを防ぐためにも、以下の方法で3点立ちを身につけて。

① 左右の足をこぶし1個分入るくらいに開き、足を平行にして立ちます。
② おへそに少し力を入れておなかをへこませます。
③ 足の親指と人差し指を離すように広げます。
④ 奥歯を軽く噛み合わせて、目線をまっすぐにします。

これで自然と正しい3点立ちになります。正しい立ち方ができるような靴の中敷き（123ページ参照）を利用するのもよい方法です。足裏の角質が硬くなっていたり、靴の減りが早かったり、ひざや股関節に痛みがある人などは、立ち方が悪いということ。3点立ちを身につけてトラブルを防ぎましょう。

24 上りは階段、下りはエスカレーター

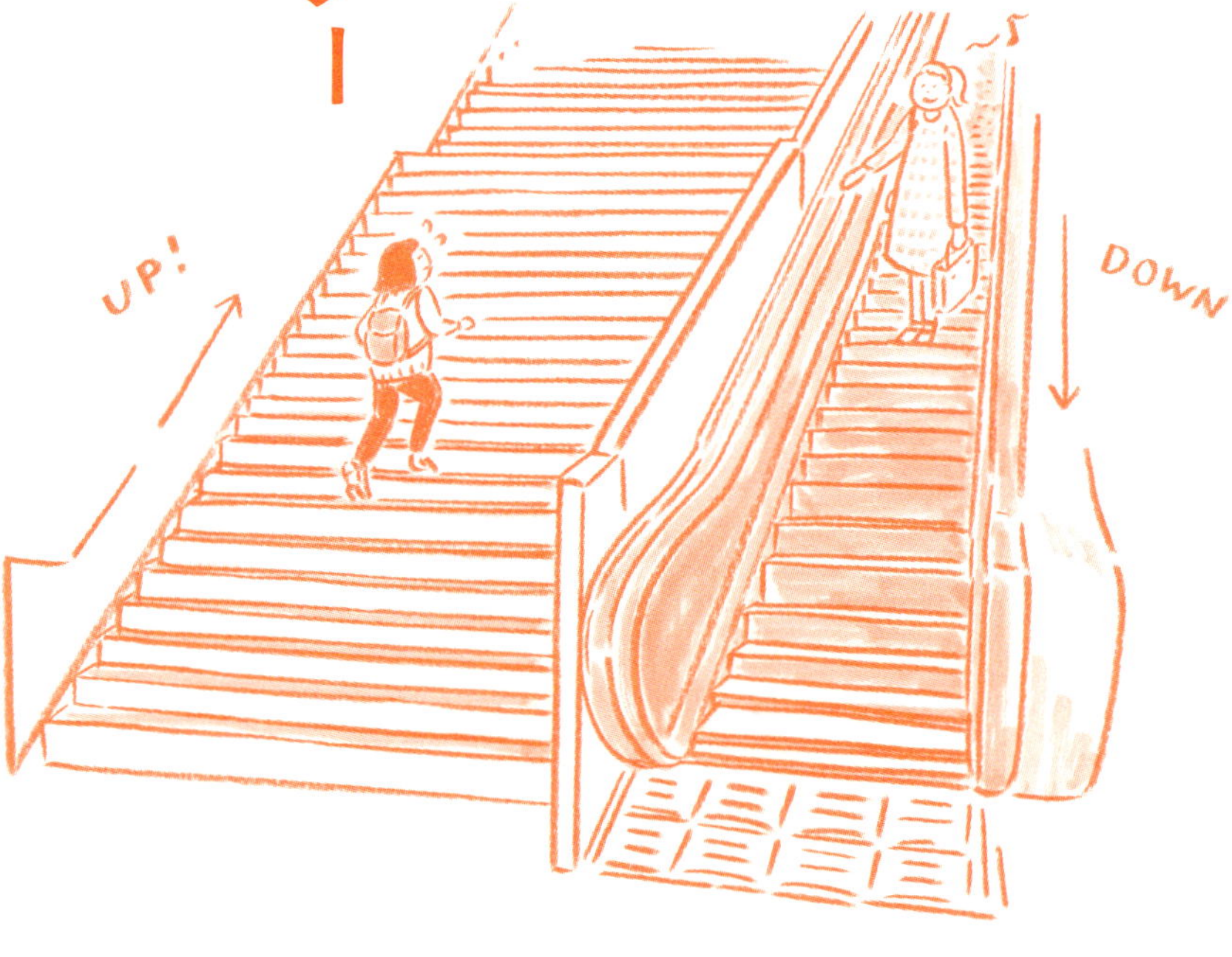

運動不足を解消するために、なるべくエスカレーターやエレベーターを使わずに階段を使いましょうなどと言われますが、下りはおすすめしません。

階段を上り下りするときの靴の音をよく聞いてみてください。上るときより、下りるときのほうが靴音が大きいはずです。

これは、下りるときのほうが上るときの何倍も、脚に負担がかかっているということです。階段を上るときはそれほど脚に負担がかからず、筋肉が鍛えられるので、おすすめです。でも階段の下りは脚を酷使するだけで、足首やひざ、股関節の軟骨がすり減ってしまいます。これを続けていると、年を取ったときに足首やひざ、股関節などに痛みが生じ、歩行が困難になることも。

ですから上りは階段を使い、下りはエスカレーターやエレベーターを使うほうがいいのです。荷物が多いときは、より負荷がかかるので、なおさら階段を下りるのは避けましょう。

普段歩くときも、靴音がしないくらい一歩一歩静かに歩くのがおすすめです。また、ハイヒールは特に脚への負担が大きいので要注意。ハイヒールは歩行用ではなく、ドレスアップ用の靴。ハイヒールを履くときは車を使うなど、なるべく歩かないようにするのがベターです。

25 立って歌うだけでもおなかが引き締まる

加齢とともに、おなかがぽっこりと出てきてしまい、余分なお肉がつかめるくらいにまでなっている人も多いと思います。でも、いきなり運動をしようと思っても、なかなかできないもの。そこでおすすめしたいのが、〝立って歌う〟ことです。

これはプロの歌手の方が教えてくださったのですが、立っておなかから声を出して歌うだけで、自然と腹筋が使われ、おなかが引き締まるそうです。テレビでかかっている歌を一緒に歌ってもいいですし、自分の好きな歌を流しながら一緒に歌ってもOK。カラオケで歌うのもいいですが、飲んだり食べたりしながら、だらっと座って歌っても効果はありません。必ず立って、おなかから声を出して歌いましょう。

また、普段立っているときや、歩いているときに、頭を上から吊られているイメージで、おなかを伸ばすようにするのも、ぽっこりおなかの解消に効果的です。

わざわざジムに通ったりしなくても、簡単にできることを毎日こまめに続ければ、体は十分引き締まるのです。

26
肩が見えなくなる位置まで引くだけで肩こり改善！

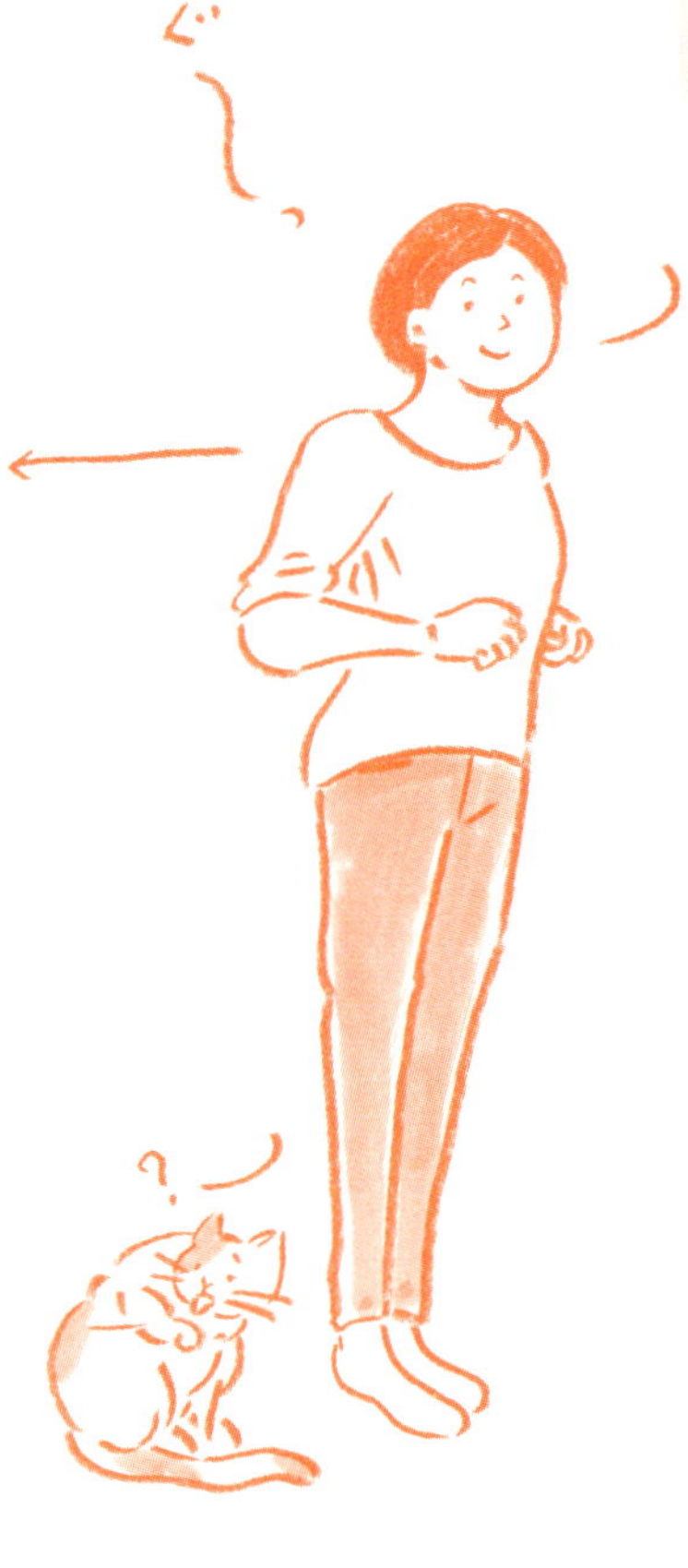

パソコン作業などで背中を丸めた姿勢が続くと、肩がだんだん前に出て内側に巻き込み、巻き肩になってしまいます。すると老けた印象になるうえ、肩こりが生じやすくなったり、肺や心臓、胸部リンパにも負担がかかります。

首を横に向けたときに、肩のほとんどが見えてしまうのは、肩が前に出てきているということ。これを正すため、肩が見えるなと思ったら、左右の肩甲骨を背中の中央に寄せるようにして、肩が見えなくなる位置まで引くようにしましょう。完全に見えなくなるまで引けなくても、最初より見えなくなればOKです。これを一日に何回か繰り返してください。肩甲骨周りの可動域がだんだん広がっていき、巻き込んだ肩が開いて姿勢がよくなります。

私のサロンに通っているお客様で、この方法を1ヵ月続けたら肩の位置が戻り、肩こりが治ったという人もいます。ストレスが多い人は肩が前に入りやすいので、この方法を習慣に。

また、私が昔、香港のモデル学校を訪問したときに習った、姿勢をよくする方法が、壁に背をつけて立つことです。後頭部から背中、かかとまでをなるべく全部壁につけて立つのです。これを何分かキープするだけで姿勢がよくなります。全身の筋肉のバランスが整い、内臓も正しい位置にリセットされるので、体全体の引き締め効果もあります。

どちらも簡単な方法なので、継続して美姿勢を保ちましょう。

27
足の爪は、深爪NG！体にストレスを与え、つまずきや腰痛の元に！

足の爪の正しいお手入れ法は、意外と知らないと思うので、お教えしましょう。

足の爪には結構、垢《あか》がたまっています。ニオイの元や巻き爪になるので、入浴中などに週1回は取り除きましょう。

また、爪が割れやすい、変色しているなどの爪のトラブルがある人は、浴室の中でマッサージをするのもおすすめ。ここに石けんを塗り、爪自体でなく爪の根元から指の第1関節までの間をマッサージします。爪の根元から指先に向かってマッサージしましょう。続けると、1〜2年で健康な爪が生えてきます。

さらに重要なのが爪の切り方。足の爪は体重を支える大事な役割があります。よく足の爪を切りすぎて深爪になっている人がいますが、体を正しく支えられず、転倒しやすくなったり、腰痛にもなりやすくなるのでNG。私のサロンに来ているスポーツ選手の方で、深爪になっていたのでそれを治すようアドバイスしたら、それ以降ケガをしなくなった人もいます。ですから深爪は厳禁。爪は爪切りで切らず、爪やすりを使いましょう。足を床に着けて体重を前にかけたときに爪の先に肌が見えていたら深爪です。爪やすりで肌が見えないくらいの長さに整えるようにします。形は指先に沿った形に整えるのがおすすめ。仕上げにネイルオイルを塗っておくと、より健康な爪が生えてきます。

28 ゆるい靴は体に悪い！

足にトラブルを抱える人は、合わない靴を履いていることが原因の場合も多いもの。そこで知っておきたいのが、正しい靴の選び方です。

靴はなるべく、専門のシューフィッターさんがいるお店で選ぶのが理想的ですが、そういうお店は少ないので自分でも覚えておきましょう。

まず女性は、生理前や生理中は足がかなりむくむので正しい靴選びができません。この時期に靴を買うのは避けましょう。また、靴を買うとき、カーペットの敷いてあるお店だと、履いて歩いてみても、実際にアスファルトのように硬い面を歩いたときにどれくらい足に衝撃がかかるかがわかりません。必ずカーペットのない場所で試し歩きをしてみましょう。自分のバッグなどを持って歩いてみて、足にかかる衝撃をチェックするのもおすすめです。

また、すぐスポッと脱げてしまうような大きい靴が最もよくありません。靴の中で足が遊んでしまうと、足のアーチが正しく働かず、アーチが平らに広がってしまう開帳足になりやすいからです。かといって、きつすぎる靴もいけません。自分の足に合わせて調整できる靴ひもの靴がベストです。靴の履き方も重要で、かかとをトントンとさせて、つま先を浮かせたままの状態で靴ひもを結びましょう。こうすると足に負担がかからず腰痛予防にもなります。

この選び方、履き方を覚えておくだけで、足のトラブルが防げますよ。

29 「あばら呼吸」で邪気やストレスを吹き飛ばす

台湾の気功の先生に、〝邪気を飛ばす〟方法として教わったのが、あばら呼吸です。あばら骨の一番下に両手を当てて、そこに空気を入れるイメージで口から大きく息を吸って、口から吐きます。これを繰り返します。

メンタル的なトラブルに効果が高いので、心労があるときや落ち込んだとき、やりきれないときなどに効果的です。心臓や肺、気管などの掃除にもなり、機能が高まるので、免疫力アップにもいいそう。

台湾では、早朝に公園であばら呼吸を行い、心配事やストレスを吹き飛ばし、心臓や肺、気管を元気にしている人が多いそうです。

落ち込みやストレスを感じたときなどに、意識してあばら骨の下を触りながら、そこの空気を入れ替えるイメージで行ってみてください。

また、台湾では、足浴をするときに、烏龍茶を入れて行う習慣もあるとか。烏龍茶の殺菌効果で、足から毒素が出て、全身の血流もよくなるので、これも邪気を払うのにおすすめ。烏龍茶足浴をしながら、あばら呼吸をするとさらに効果が倍増。この方法で、落ち込んだ気分やイライラなどを吹き飛ばして！

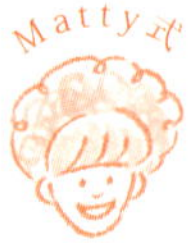

女性にうれしい解毒デザート

解毒におすすめのおやつが、白きくらげの薬膳デザート。白きくらげは、台湾では昔から不老長寿の食物として愛されています。肝臓の機能を高めたり、便秘を改善する作用がある解毒食材でもあります。天然のコラーゲンも豊富で、体を潤す作用もあるので、シミやそばかす、肌のカサつき予防になり、女性にぴったり。私は台湾に行くといつも白きくらげをたくさん買って帰り、家で白きくらげの薬膳デザートやおみそ汁を作って食べています。同じく美肌にいいとされるクコの実や、婦人科系の不調によいとされるなつめも使っているので、ぜひ作ってみてください。

白きくらげの薬膳デザート

材料(4人分)

- 白きくらげ…大きな塊約3個
- なつめ…カップ1
- クコの実…適量
- 氷砂糖…適量

つくり方

1 白きくらげは、よく洗って約1時間水でもどし、石づきを切り落としてから小さく切る。なつめとクコの実は洗う。

2 鍋に**1**を入れ、ひたひたの高さよりやや上まで水を注ぎ、強火にかける。沸騰したら弱火で10分煮て、氷砂糖を加えて味を調える。

3 火を止めてフタをし、1〜3時間おいたらでき上がり。冷やして食べてもあたためて食べてもOK。

mainichi no kenkouhou

不調別健康法

肩こりや腰痛、目の疲れなどの誰もが感じやすい不調から、
不妊の改善法、ボケの予防法まで、
気になる体の悩みを撃退するMatty式健康法をご紹介。
簡単にできて続けやすい方法ばかりなので、
悩みに合わせてお試しを。

30 2段階バンザイで肩こりを解消

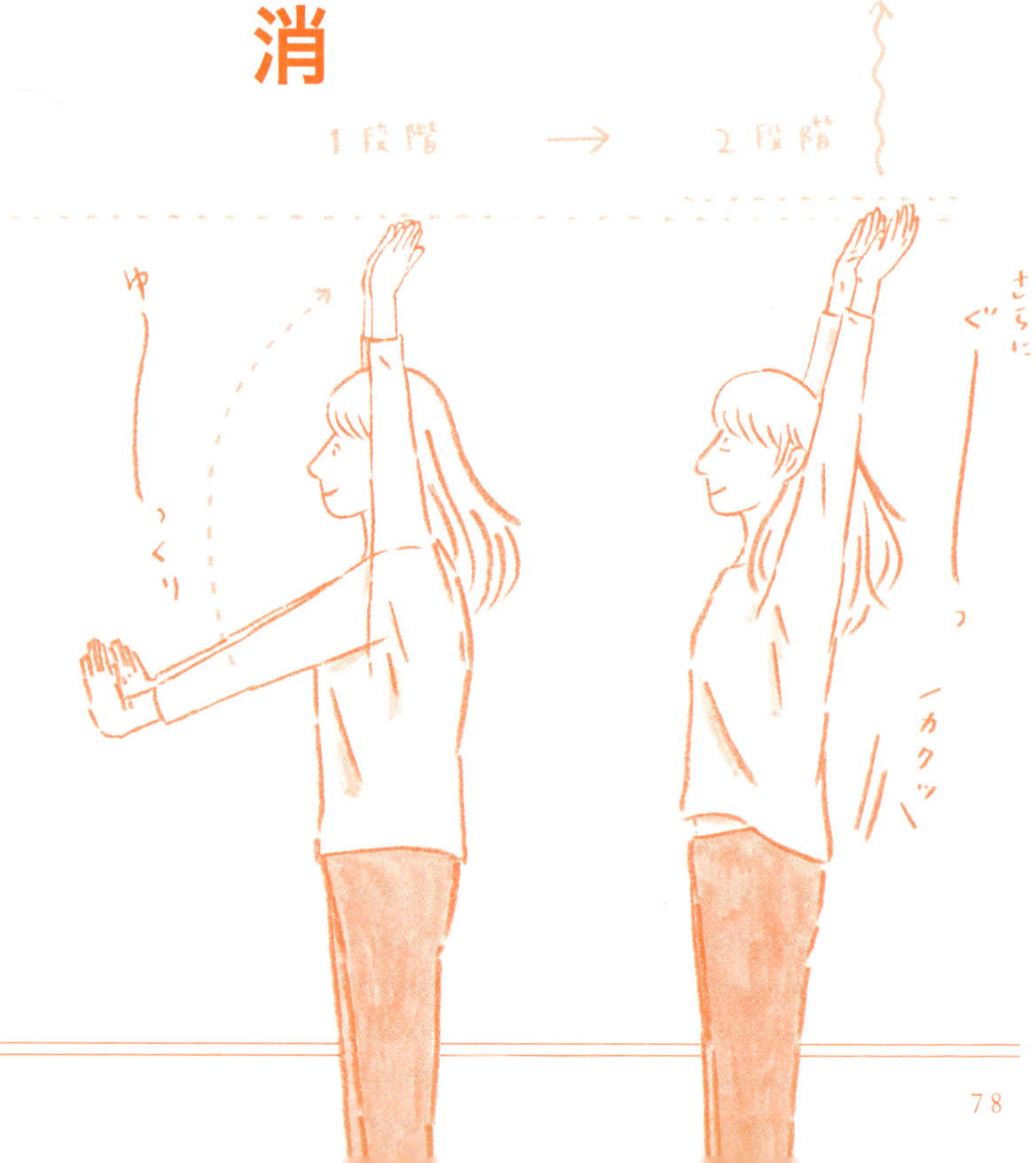

私は、足ツボ師という仕事柄、お客様によく「肩、こらないんですか?」と聞かれるのですが、「肩こり、全然ないんです」と言うといつも驚かれ、さらに「何をやってるんですか?」と聞かれます。そんなときにお教えするのが〝2段階バンザイ〟です。

両手をゆっくりと上に上げていき、上げたところでさらに手を天井に近づけるようにグッと伸ばします。このとき、腕が耳の後ろにくるようにまっすぐに伸ばしましょう。

いきなりバンザイするのでなく、このように2段階で行うことがポイントで、こうすると肩甲骨周りがカクッカクッと2段階で動くのがわかると思います。

これによって血液が手先から心臓に戻りやすくなり、肩周りの骨や筋肉にこびりついていた老廃物が取れて排出が促され、肩こりが解消しやすくなるのです。

下ろしたとき血流がよくなって腕がじんわりするのがわかるはず。

パソコン作業やデスクワーク続きで、肩こりに悩んでいる人も多いと思いますが、作業の合間などに、ぜひ2段階バンザイを試してみてください。気がついたときに何回か行うだけでOKです。

自分で無理なくできる方法なので、こまめに行えば四十肩や五十肩、手のしびれも防げますよ。

31 眼球を斜め上・斜め下に動かすと目の老化が防げる

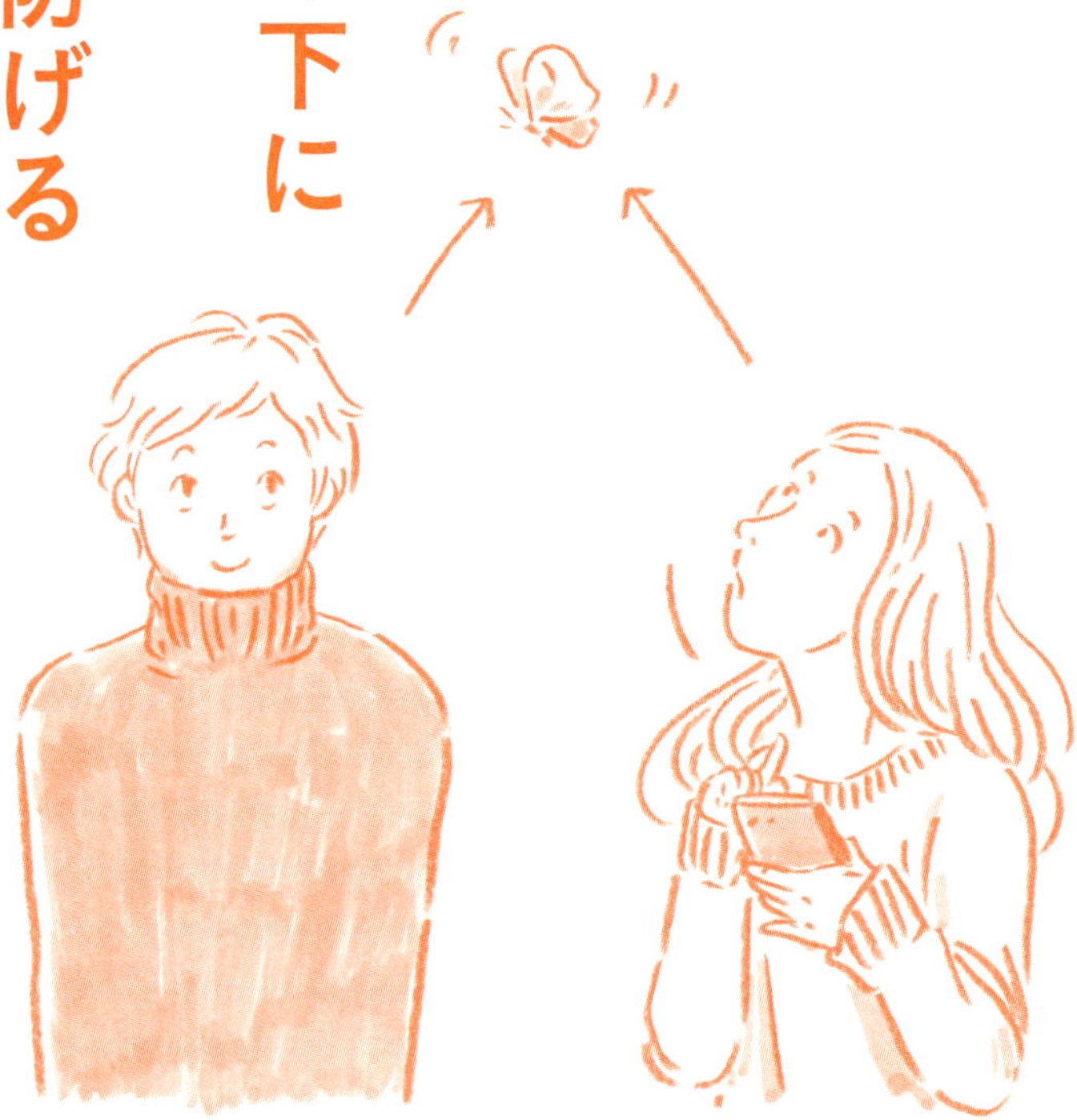

眼球を左右の斜め上と斜め下に動かしてみましょう。このとき、あごを動かして見てしまった人は、目の老化が進んでいます。

本来、眼球はどの方向にも動かせるのが正しい状態ですが、最近は、スマホなどを見る習慣により、真下ばかり見て、斜め上や斜め下を見ることが少ないため、眼球をこの方向に動かしにくくなっている人が増えています。

斜め上や斜め下を見るときに、眼球と一緒にあごが動いてしまった人は、眼球が動きにくくなっている証拠です。眼球の動きが悪いと目の老化が進んでしまうので、こまめに眼球を斜め上・斜め下に動かすようにしましょう。

目の動かし方には人それぞれクセがあるので、斜め上・斜め下だけでなく、自分が動かしにくく感じる方向によく動かすようにしましょう。寄り目、時計回り・反時計回りも行えばさらに効果アップ。目を閉じて行っても構いません。

目の疲れや老眼のほか、白内障や緑内障など、将来の目の病気予防にもつながります。子どもの仮性近視は、これを続けるだけで改善してしまうこともあります。

仕事の合間など、気づいたときにちょこちょこと行ってみてください。

32 お風呂の中で目を温めて疲れ目解消

現代人は、一日中パソコンやスマホなどを見て目を酷使しているので、目の疲れや充血などに悩まされている人も多いと思います。

そんな疲れ目の解消におすすめなのが、〝目の温め〟です。

フェイスタオルを濡らして絞り、５００Wの電子レンジで30秒ほど加熱します。これをお風呂で湯船につかっているときに目に当てるだけです。タオルの温度が下がってくるくらいまで行いましょう。

入浴中のように体温が上がっているときは、当てるタオルの温度をそれより上げるのがポイントなので、タオルをやや熱めにしましょう。ただし、必ずやけどしない程度の温度にすること。この目の温めは、入浴中以外に行ってもＯＫです。

目の温めは、リラックスをもたらす副交感神経を優位にする効果があるともされているので、入浴中に行うと、夜の寝つきもスムーズになります。ぜひお試しを！

33 不妊に悩む人は、くるぶしをもみましょう

最近、不妊に悩んでいる人が多いと耳にします。不妊治療をしているけれど、なかなか子どもができないという悩みをもつ人もたくさんいるのではないかと思います。

そういう人にも効果的なのが足ツボです。

不妊に効くツボはくるぶしにあり、くるぶしの内側が子宮のツボ、外側が卵巣のツボです。

生理開始の1日目は、体調がくずれやすくなりますが、このときに内側と外側のくるぶしをマッサージしましょう。

内側も外側もやり方は同じで、くるぶしの骨の周りの下半分を、親指で半円を描くように何度も往復させます。

くるぶしの骨が埋もれて見えなくなっている人は、不妊になりやすかったり、妊娠した場合でもつわりがひどくなったりするので、骨がくっきり見えるようになるようマッサージをしましょう。

男性の場合も、くるぶしの内側と外側は生殖器のツボなので、不妊に悩む方は、パートナーにもくるぶしマッサージをすすめましょう。

また、かかとにも生殖器のツボがあるので（97ページ）、ここと組み合わせて行うとより効果的です。

34 子作りする時間を変えてみる

なかなか子どもができないという人に、もうひとつ、おすすめの方法をお教えしましょう。妊娠を望む人は、排卵日に合わせて子作りをすると思いますが、それでもできないという人は、子作りをする時間を変えてみてください。

排卵日でも〝排卵直後〟の卵子が一番フレッシュなので、そのときに子作りをすると妊娠の確率が高まります。直近の生理が朝に来た人は、排卵も朝であることが多いので、子作りをする時間を夜でなく朝に変えてみましょう。忙しい現代人は、基本的に夜にしか子作りをしない人がほとんどですが、時間を変えて子作りしてみてください。

海外に新婚旅行に行き、ハネムーンベイビーができやすいのは、時差の関係でいつもと違う時間に子作りをすることになるからです。その後、2人目不妊になる人も多いと思いますが、それは、夜にしか子作りをしなくなることが多いせいもあると思います。

そもそも新婚旅行は、一日中子作りをするための〝子作り旅行〟の意味もあります。なかなか妊娠しない人は、子作り旅行に出かけてみるのもいいと思います。

私の知人に、〝夫の仕事が3交代制になって、朝に子作りをするようになったら妊娠した〟と言っていた人がいます。ちょっとしたことですが、効果はあると思うのでぜひお試しを。

35 〝ひざポン〟で脚のむくみがスッキリ

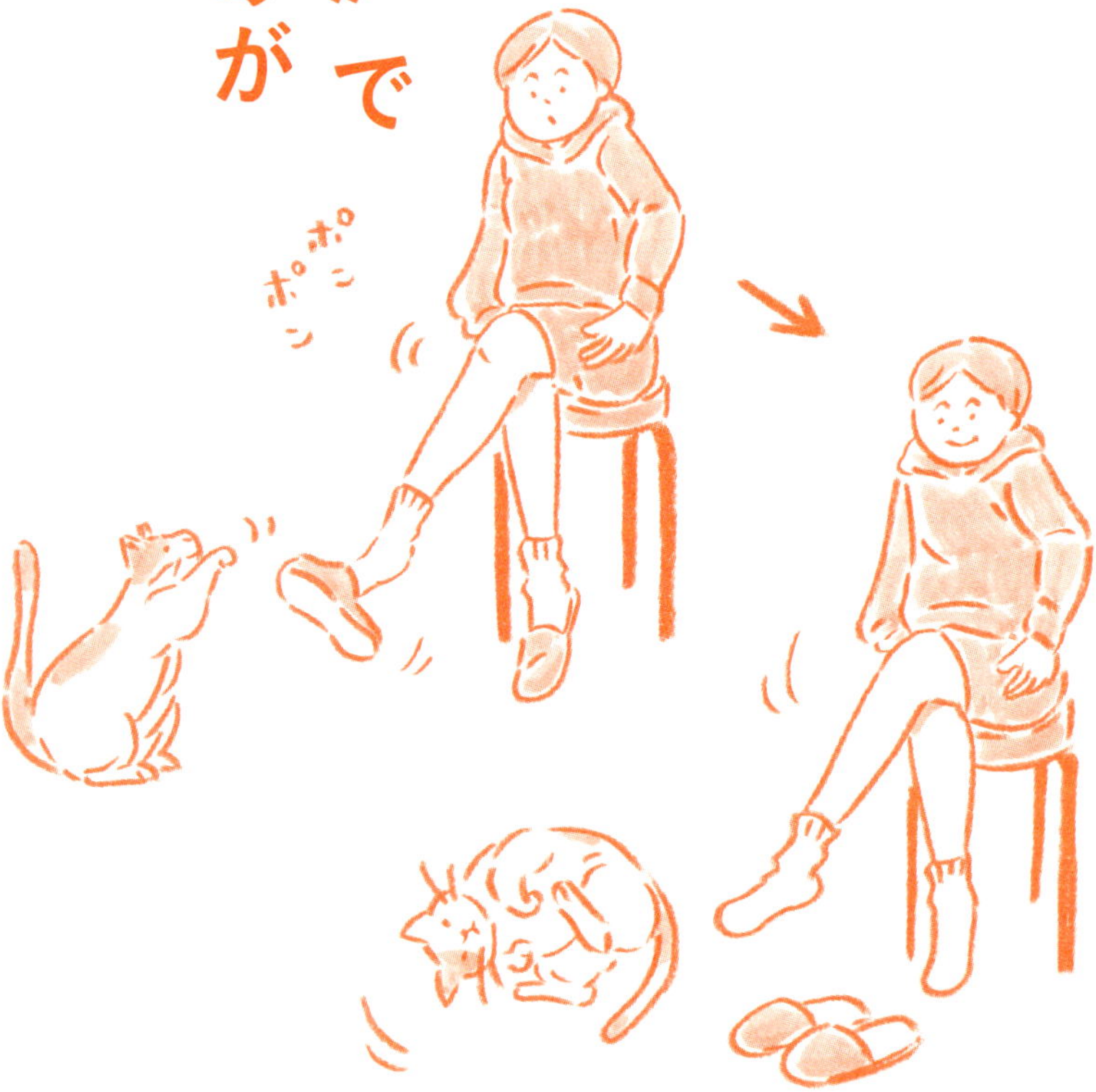

女性に特に多いのが、むくみの悩みです。

体にはリンパ液が流れるリンパ管が張り巡らされていますが、その要所要所に、老廃物を濾《ろ》過《か》するフィルターの役割をするリンパ節という部分があります。

そして脚の大きなリンパ節があるのがひざ裏です。

仕事で立ちっぱなしや、座りっぱなしなどが続き、長時間脚を動かさないでいると、重力の関係で血液やリンパ液が脚に停滞し、ひざ裏のリンパ節にも老廃物がたまります。ここがつまると、脚の血液やリンパ液が心臓に戻りにくくなってしまうので、むくみが生じるのです。

これを解消するのに効果的なのが〝ひざポン〟です。イスに座り、スリッパや靴を足先にひっかけた脚をもう一方の脚にのせて、ひざとひざを重ねます。そして、上にのっている脚をバウンドさせて、上の脚のひざ裏を下のひざ小僧にポンポンと当てて刺激。ひざ裏のつまりが取れるうえ、履いているスリッパや靴が脱げないように意識することで指先にも血液が行きやすくなります。次に、履いているものを脱いで同様にひざポンを行いましょう。これによって脚全体の循環がよくなってむくみが解消し、美脚になります。

また、外出前に、靴を履いた状態でいいので、両手をグーにして、左右のくるぶしから太ももまでをポンポンとたたいて3往復させる〝あしポン〟も効果的。帰宅後にもこれを行って。

36 風邪は保温・保湿と〝気合〟で防ぐ

私のサロンには多くの人が出入りし、風邪などのウイルスへの感染のリスクも高いので、それを防ぐよう、常に加湿器を使っています。菌やウイルスが蔓延《まんえん》する大きな環境要因は空気の乾燥なので、特に乾燥が進む冬は部屋の加湿が不可欠です。私は、ウイルス除菌効果もあり、温かい蒸気が出る加湿器を使っているので、風邪をひかず、手もカサカサになりません。

それから、風邪をひいたときはお風呂に入らないほうがいいとよく言われますが、私は、入浴をおすすめします。湯船につかると血流がよくなるため夜の眠りが深くなり、体内の除菌効果が高まって風邪が早く改善するのです。ただし入り方が重要で、湯船につかるのは5分程度だけにします。それ以上入ると、体力を消耗し、逆効果になるのでNG。

もうひとつのポイントは、入浴中に体を洗わないことです。体を洗うと皮膚の油分や水分が失われます。肌が乾燥するとウイルスや菌が寄りつきやすくなりますし、肌のうるおいは体の熱を守ってくれるので大切。体は洗わず、入浴後は全身をクリームで保湿しましょう。

さらに、もうひとつ、風邪に感染しない方法は、〝気合〟です。私の経験上、菌やウイルスは、〝うつるかも……〟と思っているると寄ってくるし、〝うつらない！〟と思っていれば寄ってこないもの。風邪は気合で撃退しましょう。

37 腰痛の人は、立つときと重いものを持つときに奥歯を噛み合わせる

腰痛もちで、何か動作をするたびに痛みが走るという人におすすめの方法が、奥歯を嚙み合わせることです。

重い荷物を持ったときや、立ち上がるとき、座るときなどに痛みが出やすいと思いますが、そのときに奥歯をカチッと嚙み合わせるのです。奥歯を嚙み合わせると、骨がずれにくく、腰痛が起きにくくなります。

腰痛が起こりやすい動作をするときに行ってみてください。

ぎっくり腰になりやすい人や、腰が弱くて将来腰痛が起こるかも……と不安な人も、これを行うことで予防につながります。

また、腰痛の人は、ビタミンB_{12}を含む食品を積極的にとるといいでしょう。

ビタミンB_{12}は、末梢神経のダメージを改善する働きがあるとされ、腰痛や肩こりの予防によいとされているのです。ビタミンB_{12}は、しじみ、あさり、赤貝、牡蠣《かき》、はまぐり、イクラ、牛肉や鶏肉のレバーなどに多く含まれています。これらの食品をバランスよく毎日の食事にとり入れてみてください。

そのほか、65ページで紹介したように、下りに階段を使うと脚だけでなく腰にも負担をかけるので、下りは階段でなくエレベーターやエスカレーターを使うことをおすすめします。

38 水虫になりたくないならカーペットは使わない

水虫に感染する最も大きな原因のひとつは、カーペットです。カーペットには菌が繁殖しやすいので、家族に水虫の人がいたら、すぐ感染してしまいます。強力な掃除機で吸い取っても、水虫の菌はまたすぐ繁殖してしまうので、カーペットは使わず、床のままのほうがいいのです。元からカーペットが敷いてある賃貸マンションなどで、どうしてもカーペットが取り除けない場合は、必ずスリッパを履くようにしましょう。ただし、スリッパも家族と共有していたのでは意味がないので、自分専用のスリッパにしましょう。

病院など、多くの人とスリッパを共有する場所でも水虫の菌は簡単にうつりますので、そういった場所では靴下をはくようにしてください。

足の皮がボロボロとむけるのも、実は感染症の場合があり、カーペットが原因の可能性もあるので、使わないようにするのがおすすめです。

水虫予防には、41ページでご紹介した、足の洗い方・ふき方を実践するのも効果的です。

また、一日に何回か靴下を替えるようにするとよいでしょう。

それから、91ページでもお話ししたように、菌やウイルスは、〝うつるかな……〟と思っているほど寄ってくると私は思っています。水虫菌も同じなので〝自分はうつらない！〟と思って、気合でうつされないこともポイントです。

39 ボケたくなければ、かかとを柔らかくしなさい！

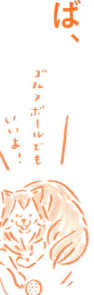

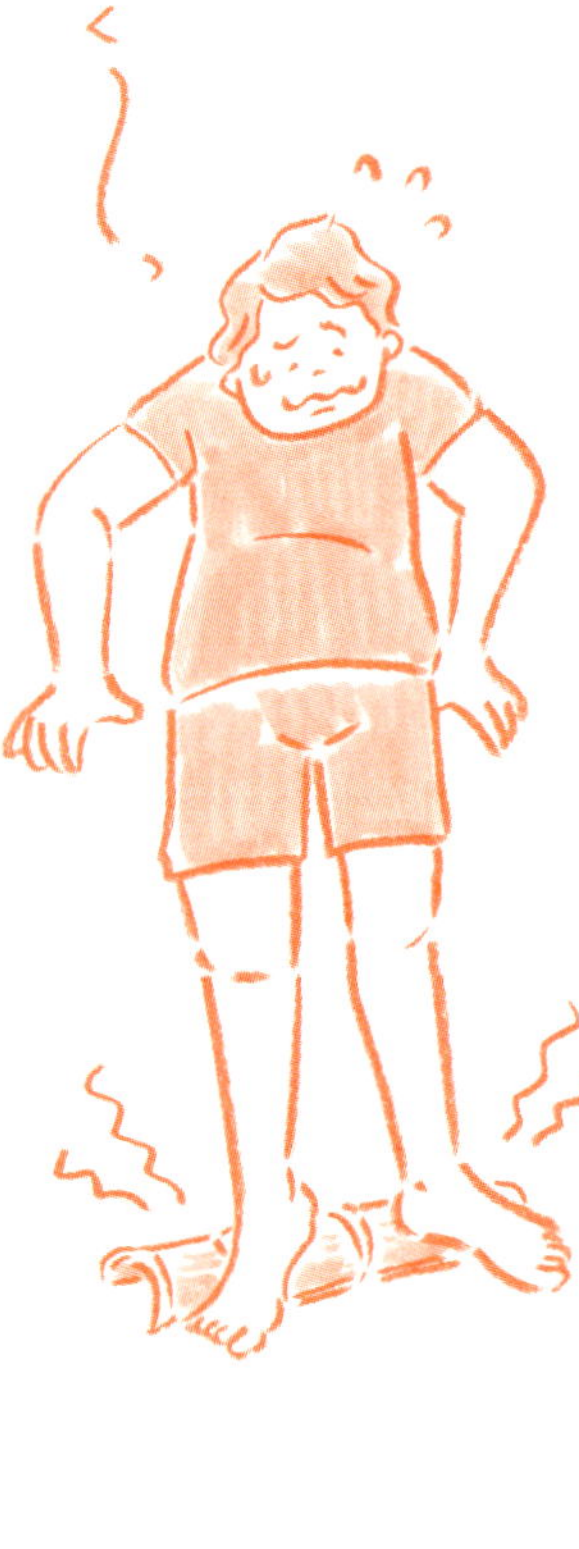

ボケを防ぐのに効果的なのが、かかとを柔らかくすることです。

足裏の縦幅を4等分して、一番下の1/4にあたるかかとの部分は、女性の場合、閉経前までは性欲を高めるツボですが、閉経後はボケ防止のツボに変わります。ですから、かかとを常に柔らかくしておくとボケ予防になります。

男性の場合も、かかとは同じく性欲を高めるツボですが、性欲がなくなるとボケ防止のツボに変わります。よく、性欲が強い男性ほどボケにくいと言われますが、かかとが柔らかい人は性欲が強くなり、ボケにくいので、この言葉は正にその通りなのです。ですからボケたくなければ、かかとを常に柔らかくしておくことです。性欲を高めたい人もそうです。

方法は、階段のへりにかかとを当てて刺激したり、竹踏みをするのもいいですし、ゴルフボールを床に置いてかかとをのせてゴロゴロ転がして刺激するだけでも柔軟になります。角質が硬くなっているのもよくないので、かかと用の角質リムーバーなどで定期的にケアを。

そのほかの方法では、何かわからないことがあって〝何だっけ?〟と思ったとき、最近は、すぐパソコンやスマホなどで検索して答えを出してしまいますが、〝何だっけ?〟と考える時間が長いほうが、脳の神経細胞のネットワークが増え、脳が衰えないそうです。すぐ検索するのでなく、自分で考える時間を長くして脳の老化を防ぎましょう。

解毒作用のあるお茶

**お茶の中には、解毒作用が期待できるものがあり、
私が普段からよく飲むようにしているのは以下の3つ。
いろいろな商品がありますが、
できればオーガニックのものを選ぶのがおすすめです。**

どくだみ茶

どくだみは、10を超える効能があることから〝十薬(じゅうやく)〟とも呼ばれるほど、昔から薬草として用いられてきました。そのどくだみを使ったお茶には、老廃物を体外に排出する解毒作用があるほか、それによってニキビや肌荒れの改善効果もあります。また、便秘改善や、血行促進、疲労回復、むくみ解消などの効果も期待できます。私は、食べすぎたときなどによく飲んでいます。

柿の葉茶

レモンの10〜20倍ものビタミンCが含まれていると言われているのが柿の葉茶。血圧を下げる作用があり、高血圧の予防にも効果的。また、余分な脂肪を分解するタンニンも多く含まれます。タンニンは、二日酔いの原因となるアセトアルデヒドと結合し、体外に排出してくれるので、二日酔い予防にもなります。イライラを鎮める作用もあるので、ストレスを感じたときにもおすすめです。

凍頂烏龍茶

台湾はお茶の産地として有名ですが、私がよく飲んでいるのが凍頂山という山で栽培された凍頂烏龍茶。日本人がイメージする茶色や黒色の烏龍茶と違い、黄色〜黄緑色をしています。凍頂烏龍茶は胃への刺激が少ないのでおすすめ。活性酸素の害を抑えるポリフェノールやビタミンCが多いうえ、アレルギー抑制作用もあると言われています。

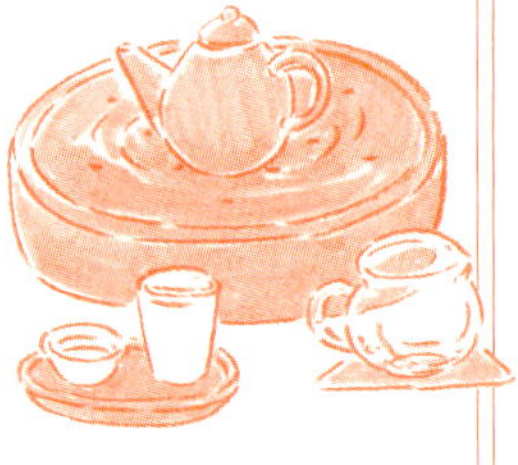

mainichi no ashitsubo

足ツボ編

足裏のツボを押すだけで、高い解毒効果が
得られるのが足ツボです。中でも特に解毒と深い
関係がある臓器の機能を高める足ツボをご紹介します。
間違った方法で行うと効果が得られないので、
正しいやり方を覚えて、毎日の習慣にしましょう。

足ツボを始める前に……

Ｍａｔｔｙ式足ツボは、台湾式の足ツボをベースに、独自の研究を重ね、足の健康の先進国であるドイツ、フランス、アメリカなど各国のフットケアを取り入れて確立したオリジナルの方法です。一般的な足ツボより解毒効果が高いのが特徴です。

そもそも足ツボは、反射療法とも言われ、ツボ（足部反射区）を刺激することによって、体内にたまった老廃物を排出していくものです。ツボとは、骨に近いエリアにある末梢神経のことで、皮膚の奥深くにあり、面積や深さはさまざまです。ツボに触るとゴリゴリすることがありますが、これはたまった老廃物。このツボを刺激すると、ツボに対応する体の各器官の機能が高まり、足裏のポンプ機能も活性化し、血流が促進。その結果、老廃物が血液やリンパ液とともに心臓に押し戻され、腎臓で濾過されて尿として排泄されるので解毒効果が得られるのです。

足ツボを習慣的に行うと、解毒が進み、さまざまな不調が改善します。行うときは、以下の注意事項を守って行いましょう。

足ツボを行うときの注意点

1 まず足を洗って清潔に。角質が厚い人はやすりなどで角質ケアを。

2 食後すぐに行うと消化器官に負担がかかるのでNG。30分以上あけてから行う。

3 必ずクリームをつけて行う。尿素20%以上配合されたものが特におすすめ。

4 足ツボ後は老廃物をなるべく早く尿として排出させるため、必ず体温程度の白湯を200cc以上飲む。1時間たっても尿が出ない場合は、もう1杯飲む。

＊体調により水分制限のある人は、必ず医師に相談のうえ、指示に従って飲むようにしてください。

5 柔らかい布団やソファの上などで行うと力が入らないので、床や硬めのイスに座って行う。

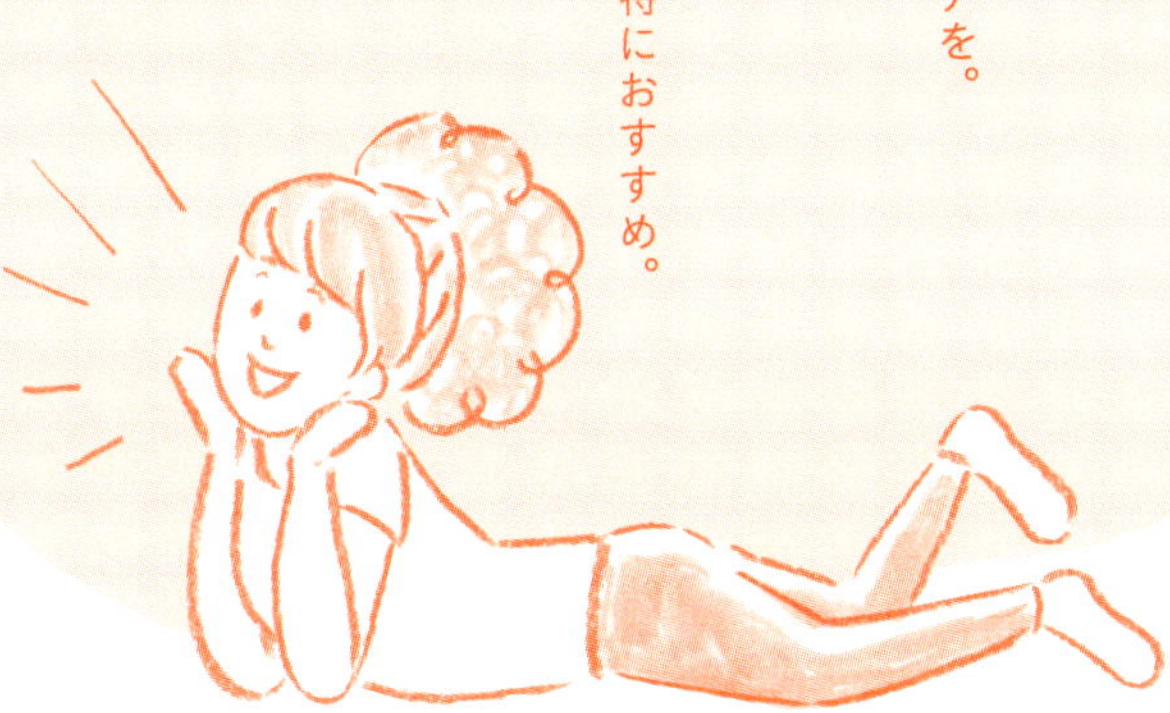

押し方のルール

1 左足からスタート

老廃物を流す働きを助ける心臓のツボが左足にあるので、足ツボは必ず左足から行います。全身に血液を送る心臓の働きをよくすることで解毒効果がアップ。

2 握り押しはNG

足を握ってツボを押すと、支えているほうの手でも圧をかけてしまいます。足ツボは、ツボ1点だけを押して効果が出るものなので、握り押しはしないこと。

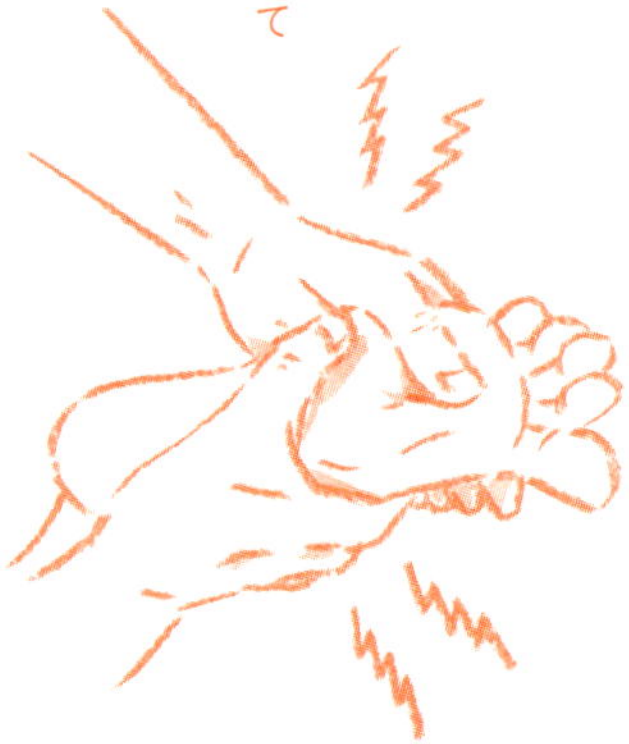

3 2点押しもNG

1つのツボに左右の手の指を重ねずに当てて押すのも、2点を押すことになってしまい、効果が得られなくなるのでNG。両手を使うときは必ず指を重ねて1点押しを。

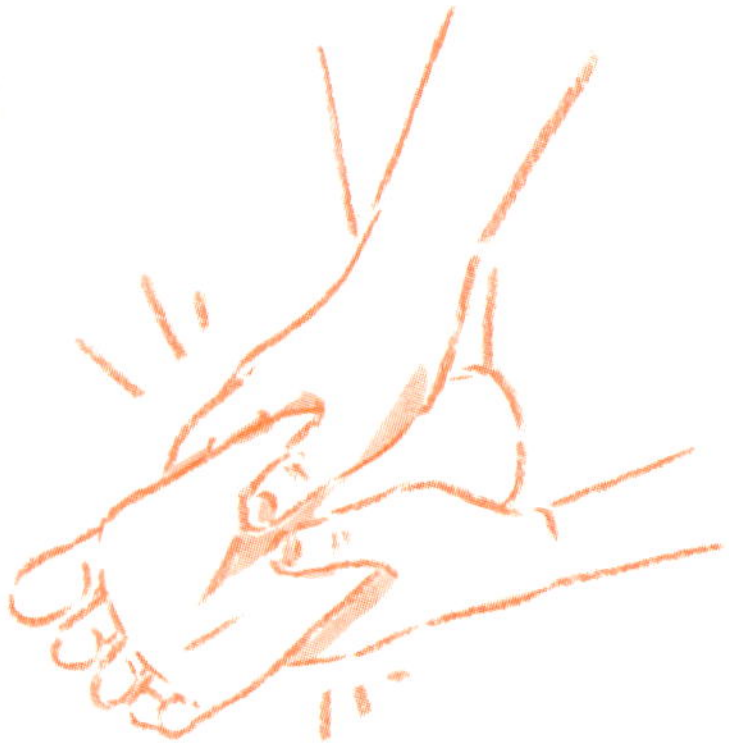

4 行き止まりまで押す

ツボは、もうこれ以上押せないと感じる
行き止まりの部分まで押すこと。
骨に一番近いところにある末梢神経まで押すことで、
正しいツボの効果が得られます。
痛いかどうかではなく、行き止まりまで押すことが重要です。

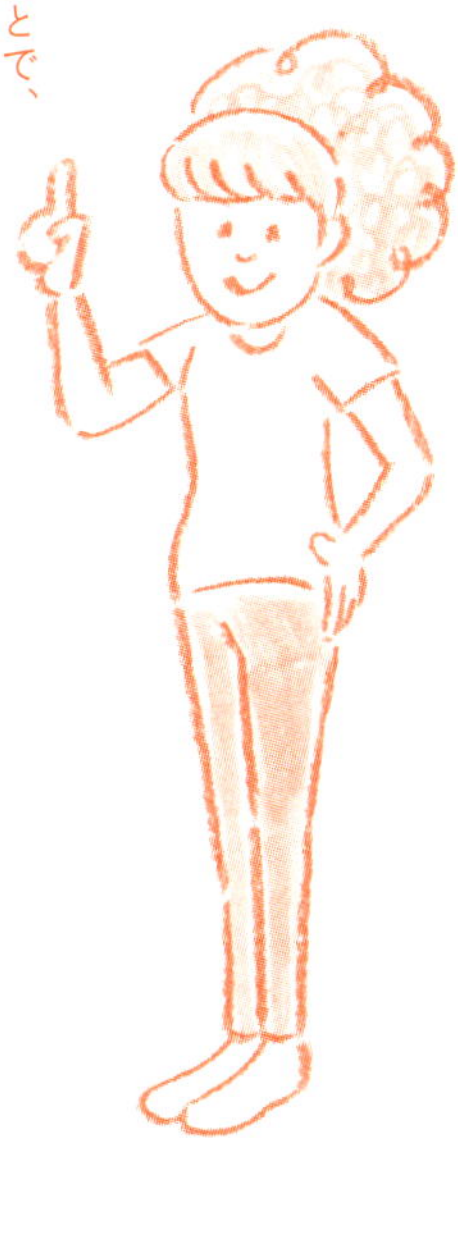

5 同じ場所を同じ力で3回以上

ツボは、同じ場所を、同じ力で
3回は押さないと効果がありません
（慣れるまでは10回押しましょう）。

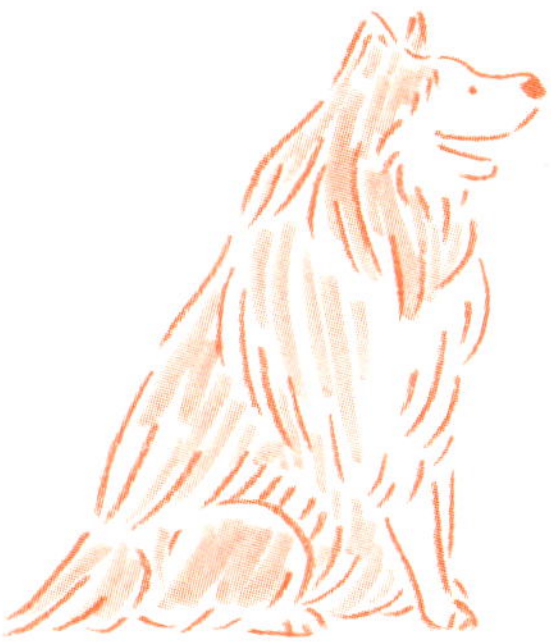

この足ツボをやっておくだけでも健康に！

解毒（腎臓・膀胱）のツボ

解毒力を高めるうえで最も重要なのが腎臓と膀胱のツボ。この2つの臓器は、老廃物を尿として排出する〝体のゴミ処理場〟なので、機能が弱っていると解毒力が低下。ですから足ツボは、まず腎臓・膀胱の足ツボを行ってから、ほかの足ツボを行うのが基本です。

腎臓のツボは、指を除いた足裏の長さのちょうど真ん中にあります。ここに手の親指の第1関節から上を真横に当て、3秒押して離すを繰り返します。ここから下方向に向かって指を押しすべらせると、自然と指がJの字に曲がり、内くるぶしの下にたどりつきます。このJの字のラインは尿管のツボで、ここが固くて指が自然に曲がりづらい人は尿漏れや失禁などの不調が出やすいので要注意。そしてたどりついた部分にあるのが膀胱のツボ。ここがぷっくり膨らんでいる人は膀胱の機能が落ちていて、膀胱炎も起こりやすくなります。膀胱のツボには、人差し指と中指、薬指の第1関節を押し当て、かかとに向かって手前に引いて押しすべらせます。時間がないときでもこの2つの足ツボを左右やっておけば健康が維持できるので、習慣に！

ツボの場所

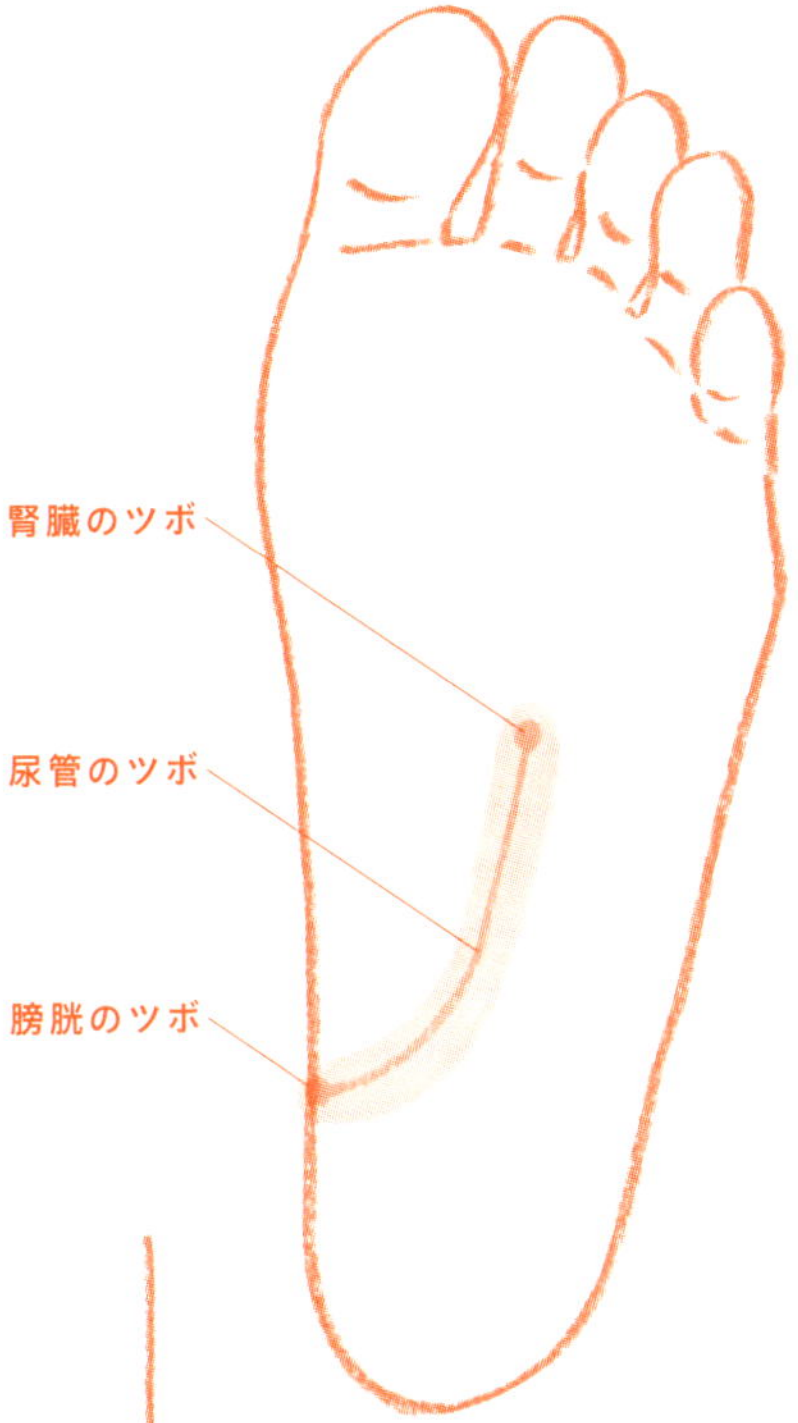

＊右足にも対称に同じツボがあります（117ページ参照）

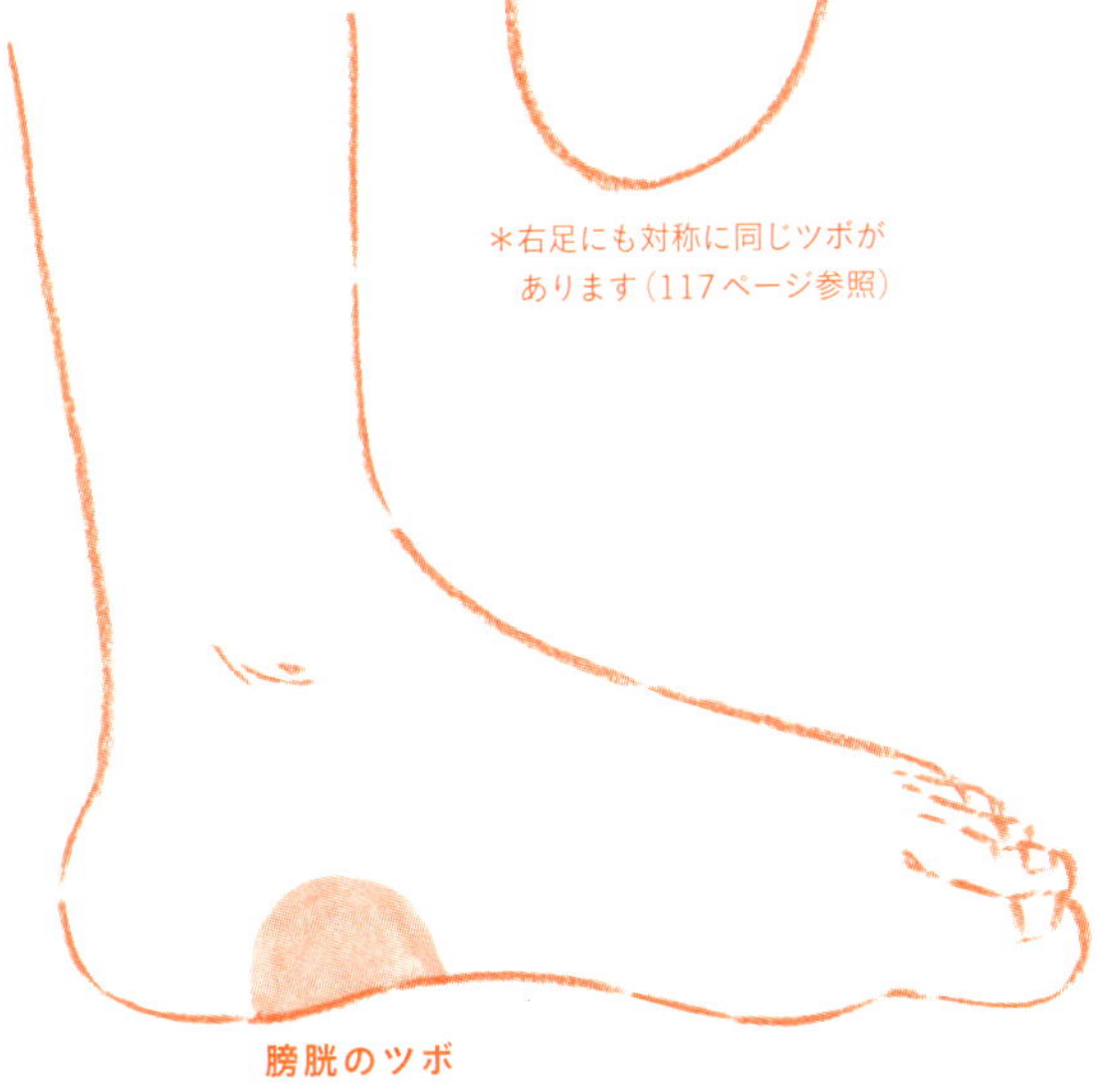

解毒のツボの押し方

1

親指の第1関節から上を腎臓のツボに真横に当てる

腎臓のツボは、指を除いた足裏の長さのちょうど真ん中にある。左足のこの部分に手の親指の第1関節から上を、指を真横にして当て、3秒押して離すを繰り返す。これを10回。力がうまく入らない人は、ツボに当てた親指の爪に反対側の指の腹を重ねて押す。

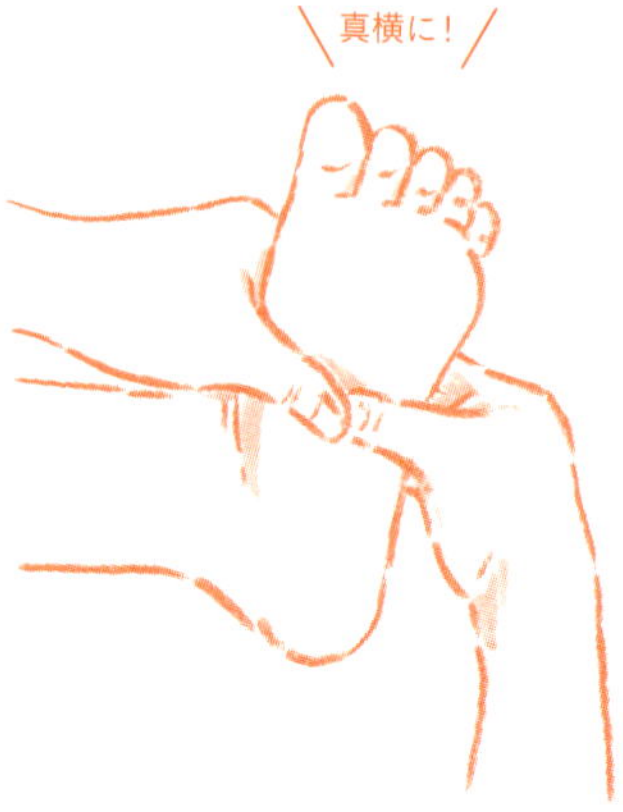

2

下方向にJの字に押しすべらせる

次に、腎臓のツボから下方向に向かって指を押しすべらせると、かかとの盛り上がりの手前で自然と指がJの字に曲がり、内くるぶしの下にたどりつく。これを10回。常に押している状態で押しすべらせるのがコツ。

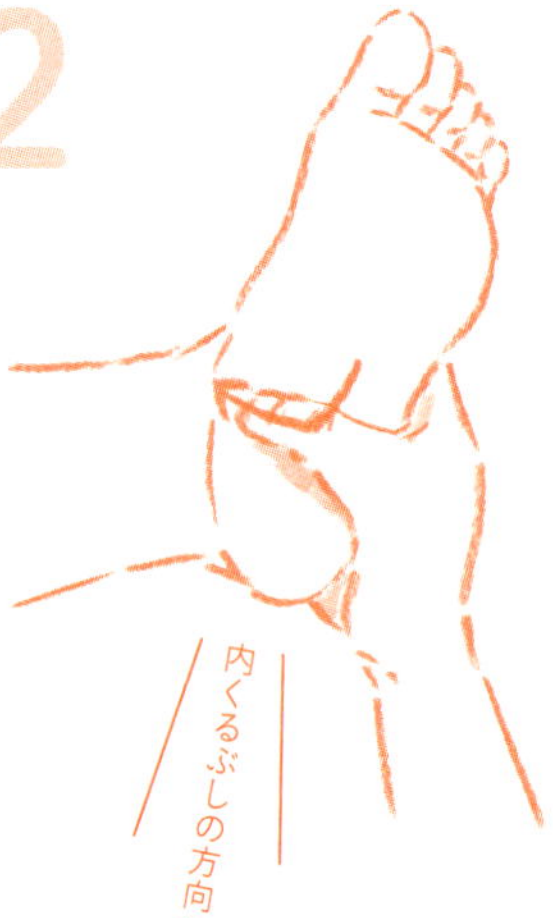

3 膀胱のツボに人差し指、中指、薬指の第1関節を押し当てる

内くるぶしの下の半円の骨の内側のくぼみが膀胱のツボ。かかとに手の親指を引っ掛けて、人差し指と中指、薬指を曲げて第1関節をできるだけ遠くに押し当てる。

人差し指、中指、薬指の3本は開かないようにしっかり閉じること。

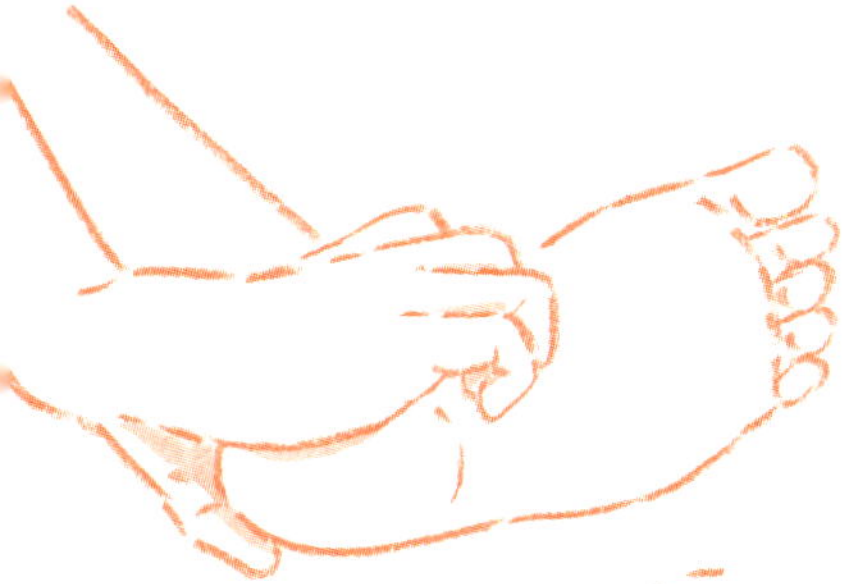

使うのはココ
人差し指・中指・薬指の第1関節

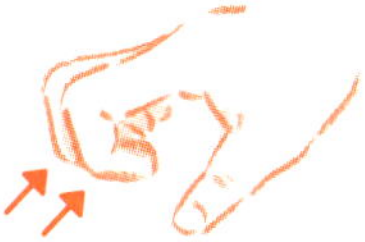

OK

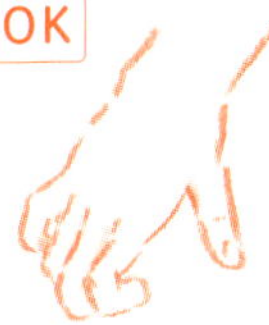

NG

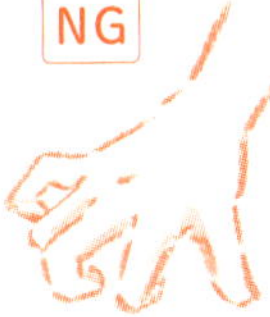

4 第1関節を押し当てたままかかとへと押しすべらせる

そこからかかとへと、熊手をかくように押しすべらせる。ひじを引きながら、第1関節を押し当てたまま手前に引き、引いたらいったん指を浮かせて、再び膀胱のツボに押し当てて手前に引くのがポイント。これを10回。

手を握るように動かすと、第2関節が下に向き、次にかくときにかき集めたゴミを押し戻してしまうのでNG。
①〜④を右足も同様に行う。

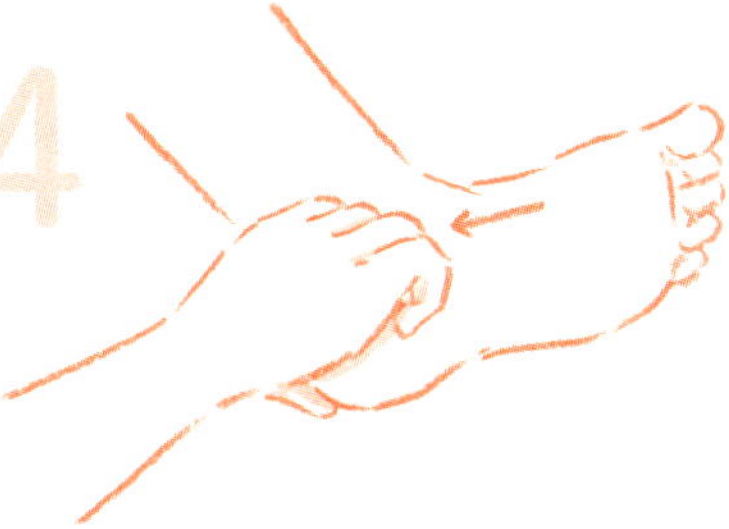

OK

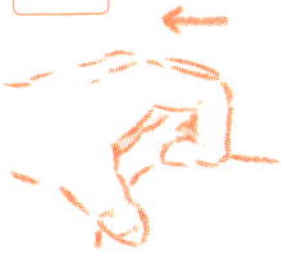

ひじを引いて
そのまますべらせる

NG

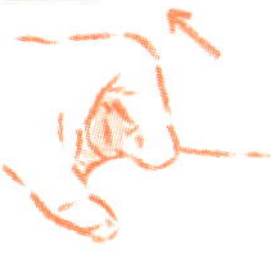

手を握るように
動かすと
第2関節が
下を向いてしまう

体の最大の解毒器官だからしっかりと！

肝臓のツボ

肝臓は、体内の毒物の90％を解毒する最大の解毒器官と言われています。肝臓の機能を高めておくことは解毒には欠かせません。

肝臓のツボは、右足だけにあります。足裏の小指と薬指の間の延長線上をたどって行ったときにくぼむ部分です。ここに親指の腹をぴたっと強く押し当てて、パッと離すと、親指の腹の形のあとがつくと思いますが、この範囲が自分の肝臓のツボ。この範囲の一番上に人差し指の第2関節を押し当て、下まで引き下ろす動きを繰り返します。

肝臓のツボが、全体的に硬いか、半分ほど硬いか、1/4くらい硬いかで、自分の肝機能がどれくらい衰えているかがわかります。肝臓のツボは、お酒の飲みすぎの人ばかりが硬くなるわけではなく、ストレスが多い人や、我慢してばかりの人も硬くなります。ここが硬い場合、簡単には解消せず、ゴリゴリがなくなるまでには半年から1〜2年かかります。解毒力アップを目指してコツコツと続けましょう。

ツボの場所

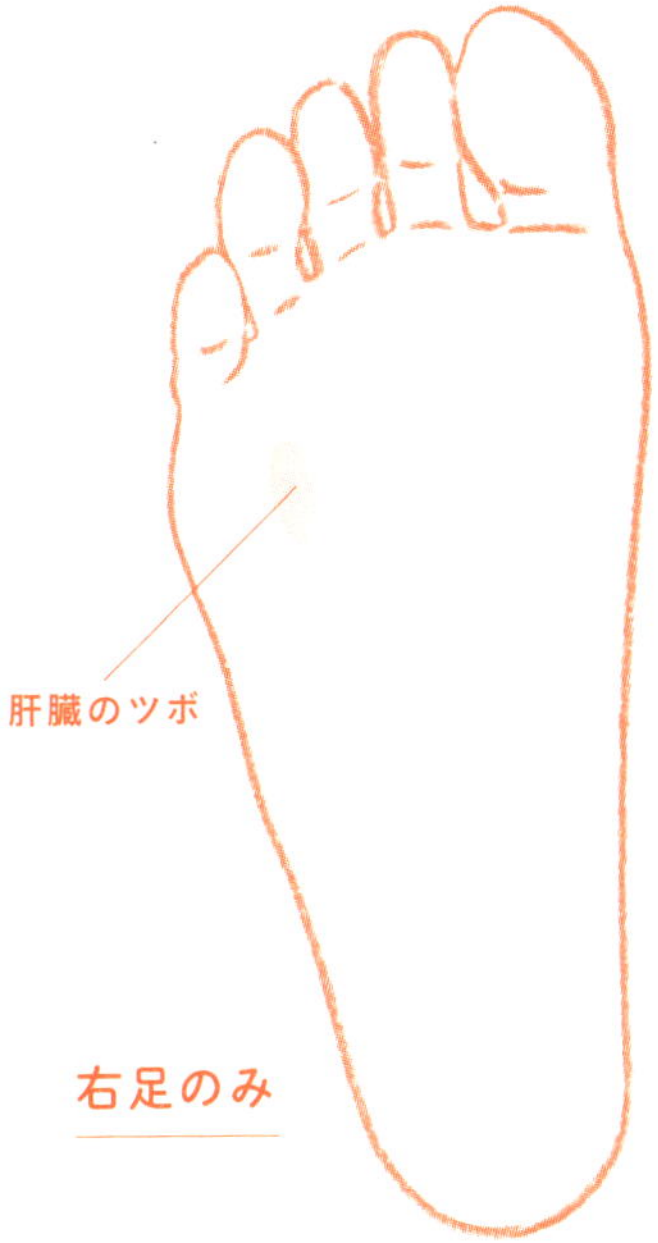

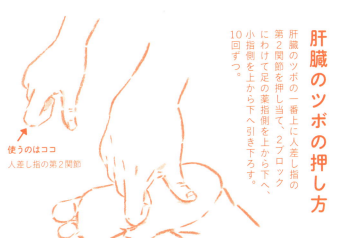

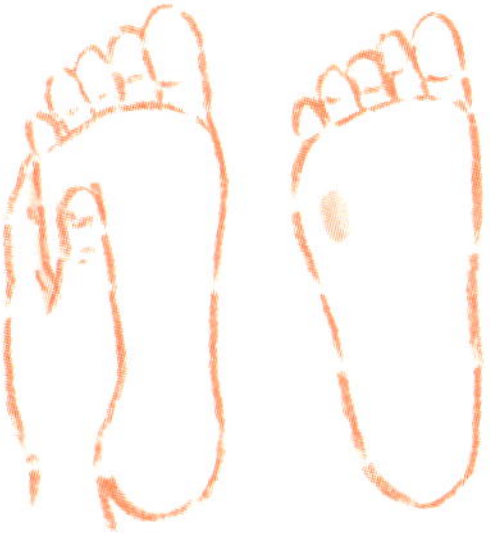

探し方

右の足裏の小指と薬指の間の延長線上をたどって行ったときにくぼむ部分にある。親指の腹をぴたっと強く押し当てて、パッと離すと、親指の腹の形のあとがつく。この範囲が肝臓のツボ。

肝臓のツボの押し方

肝臓のツボの一番上に人差し指の第2関節を押し当て、2ブロックにわけて足の薬指側を上から下へ、小指側を上から下へ引き下ろす。10回ずつ。

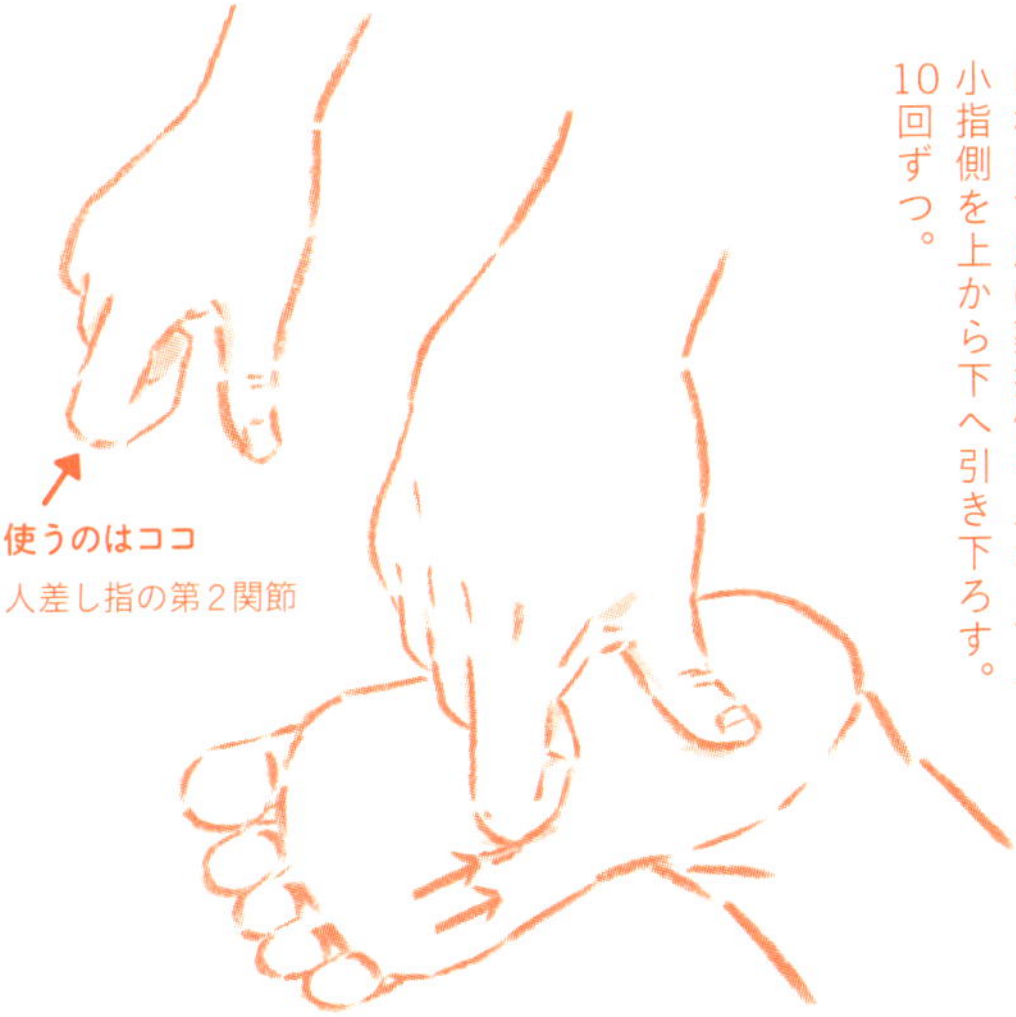

どこが硬いかで不調の原因がわかる

胃のツボ

解毒をスムーズにするためには、胃の消化力を高めることも大切なので、胃の足ツボもおすすめです。

胃のツボは、左右の足の土踏まずにあります。親指のつけ根の骨のすぐ下からがツボなので、まずここに人差し指と中指の第2関節を押し当て、そこから土踏まずの一番下まで押し下げます。

やってみたとき、土踏まずの半分から下が硬くなっている人は、体質的に胃の弱い人です。その内側が硬くなっていたら、ここはアレルギーのツボでもあるので、食べ物のアレルギーで胃のトラブルを起こしている可能性があります。また、土踏まずの半分から上が硬いのは、ストレスが原因で胃の不調を起こしている人です。ここが硬い人には、自分の言いたいことを心にためがちな優しい人が多く、逆に、ここがツルツルの人は、自分の思うままに生きている人や、腹黒い人（笑）。自分でチェックしてみましょう。

ツボの場所

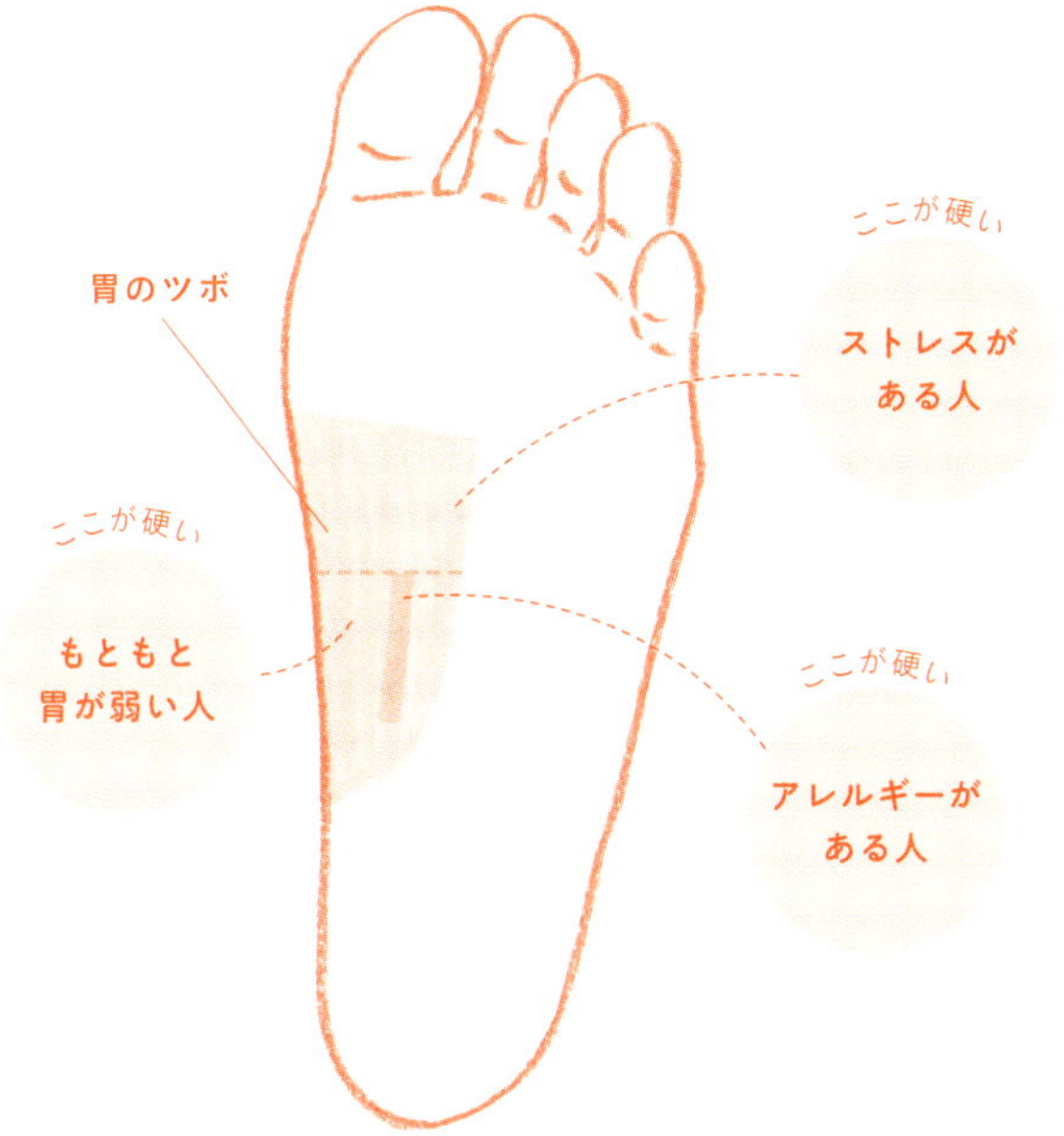

＊右足にも対称に同じツボがあります（117ページ参照）

胃のツボの押し方

手を軽く握って、手のひら側を下に向ける。土踏まずの親指のつけ根の骨のすぐ下に、握った手の人差し指と中指の第2関節を押し当て、土踏まずの一番下まで押し下げる。この押し当てて引き下げる動きを10回繰り返す。左右の足とも行う。

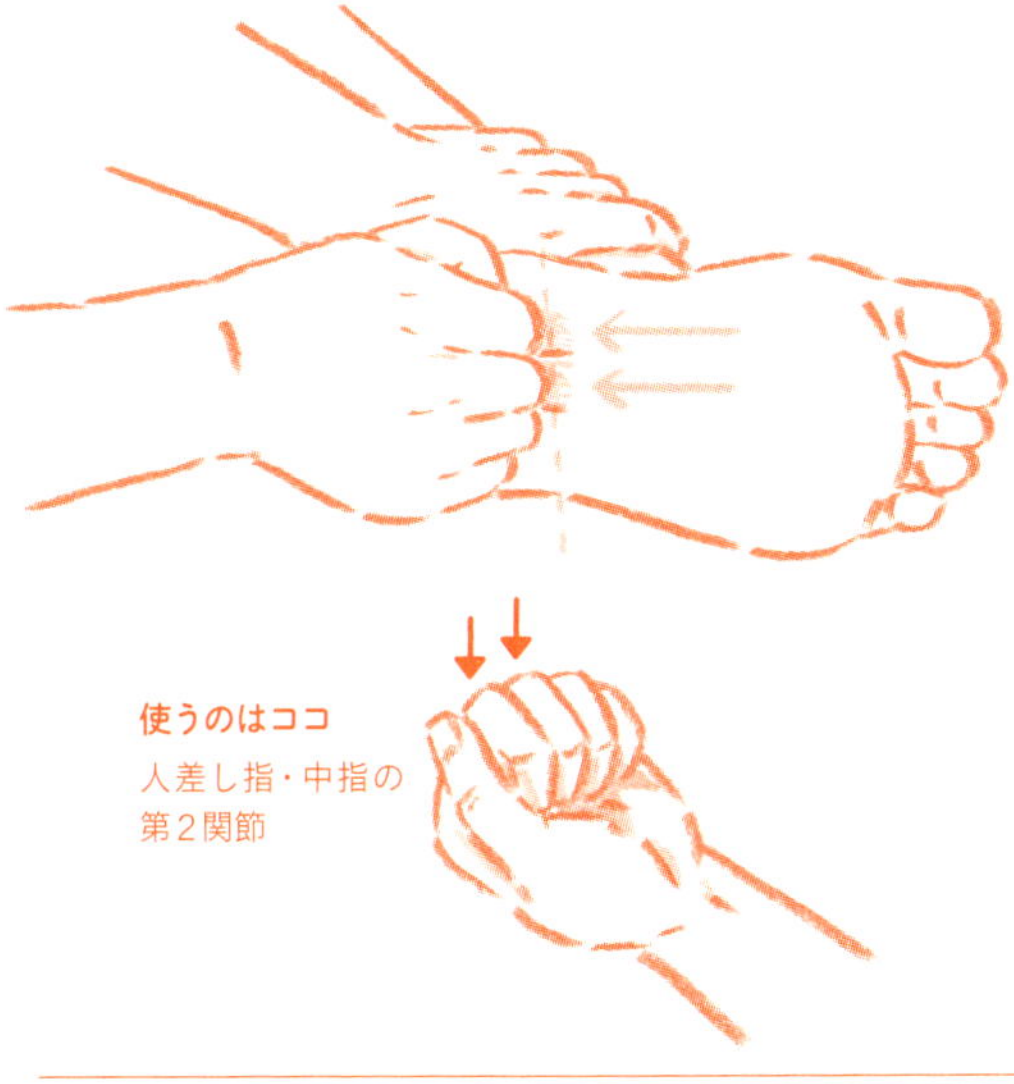

たまっていた宿便もスッキリ出せる

腸のツボ

腸は、体内の老廃物を便として出してくれる、これもまた解毒にとって重要な臓器です。便秘の人は小腸のツボが、下痢の人は十二指腸のツボが硬くなりがちです。十二指腸は、ストレスがかかると7〜8時間で穴があくこともあるという、とてもデリケートな部分。ですからストレスを感じている人も、十二指腸の足ツボを行うのがおすすめです。また、腸内に悪玉菌が多い場合も、十二指腸のツボが硬くなりやすくなります。

足裏の長さを4等分して、上から$\frac{3}{4}$の部分を、中指の延長線上で半分に分け、外側半分が小腸のツボ、内側半分が十二指腸のツボです。どちらのツボも押し方は一緒で、人差し指と中指の第2関節を当て、かかとの硬い部分の手前まで押し流します。

十二指腸の足ツボをすると、便秘でない人でも、たまっていた宿便が出ることがあります。便秘がひどい人や、デトックス目的の場合は、十二指腸と小腸の足ツボをセットで行うのがおすすめ。下痢の人は十二指腸のほうだけでOKです。

ツボの場所

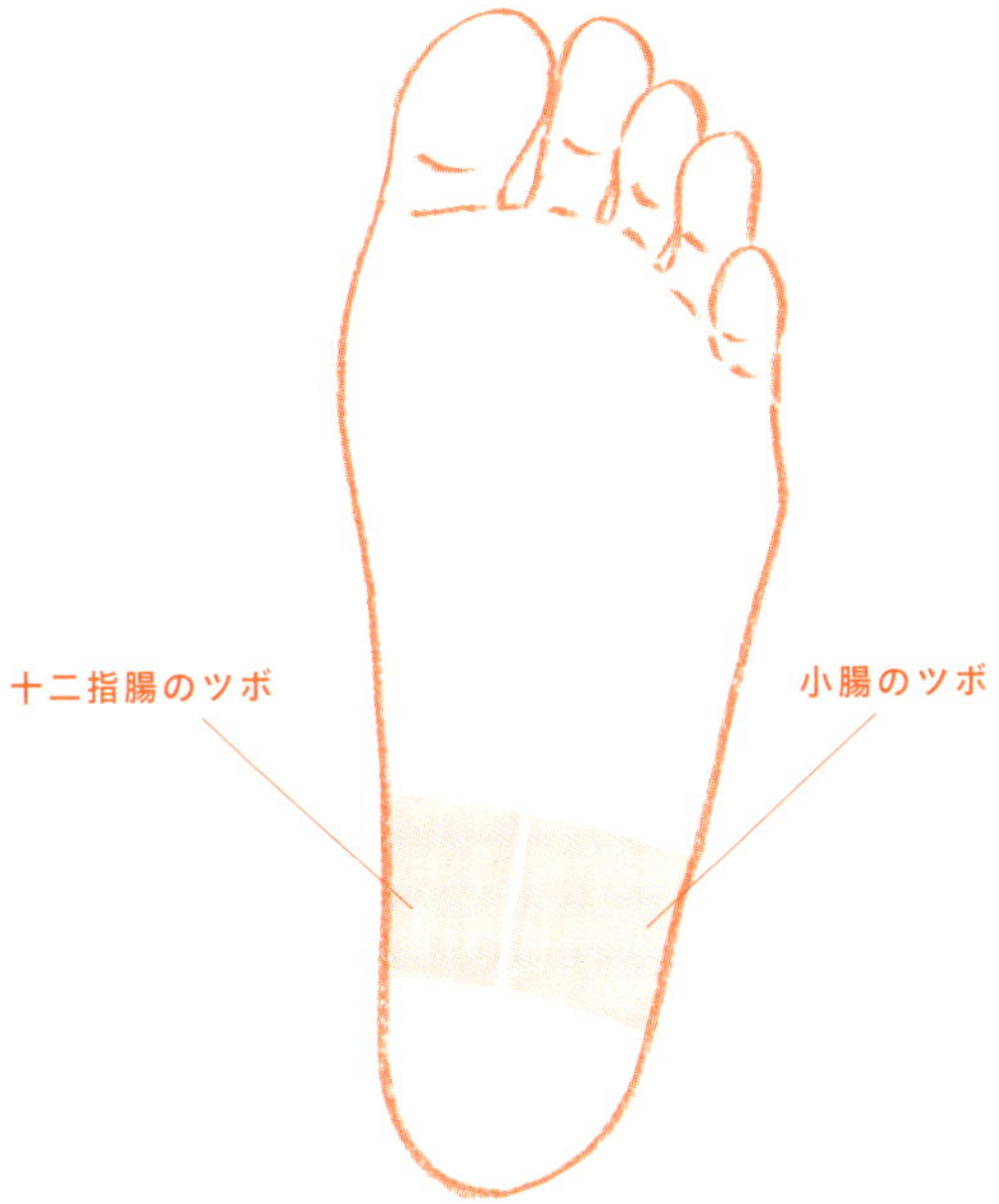

＊右足にも対称に同じツボがあります（117ページ参照）

腸のツボの押し方

足裏の長さの上から3/4の部分の内側半分の十二指腸のツボに、人差し指と中指の第２関節を当て、かかとの硬い部分の手前まで押し流す。これを10回。外側半分の小腸のツボの場合も同じ要領で10回行う。ツボの端まで２本の指の第２関節をしっかり押し当てて行うこと。左右の足とも行う。

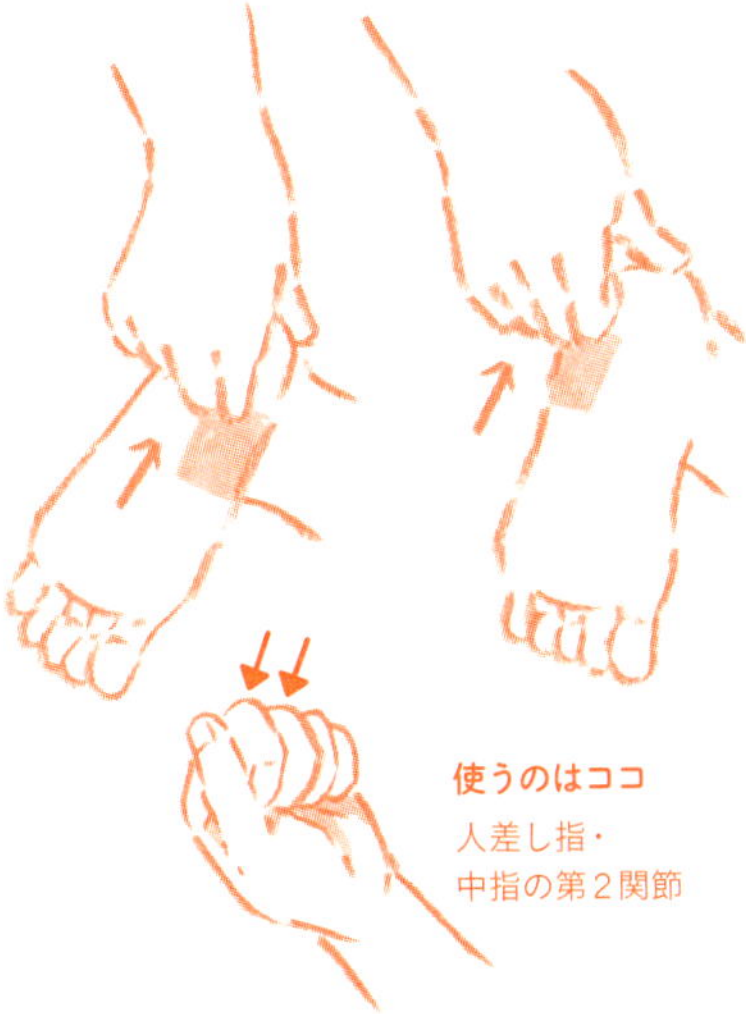

気づきにくい遅延型アレルギーの改善にも

アレルギーのツボ

アレルギーは、自覚している場合がほとんどではありますが、遅延型食物アレルギーといって、アレルギーの原因となるものを食べた直後には症状が現れず、数時間後から数日後に症状が現れるものがあります。この場合、体がだるくなったり、疲れたりなど、一見アレルギーとわからない症状が出やすいので、気づきにくいのです。たまに、咳や鼻水が止まらなくなったりする人は、アレルギーが原因のこともあります。

アレルギーのツボは、土踏まずの半分から下にあります。足の親指を甲側に曲げると、土踏まずの真ん中にスジが入ります。このスジの下半分がアレルギーのツボ。人差し指の第2関節をこのスジの$\frac{1}{2}$の部分に押し当てます。もう一方の手の親指以外の4本指で足の甲を持ち、同じ手の親指を、ツボに当てている人差し指の第2関節の裏にセットします。そのままスジが出ていたラインに沿って引き下げます。これを繰り返します。ここがゴリゴリしていたらアレルギーがあるということ。この足ツボで改善を。

ツボの場所

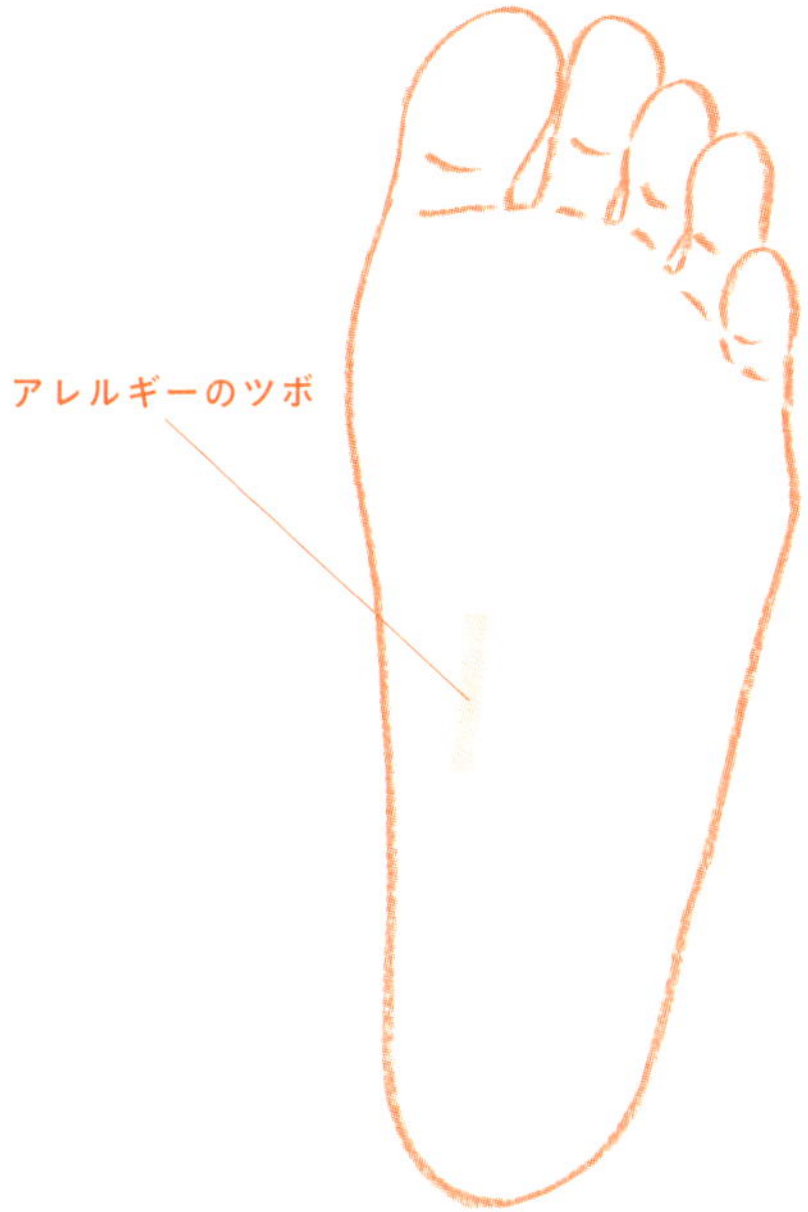

＊右足にも対称に同じツボがあります（117ページ参照）

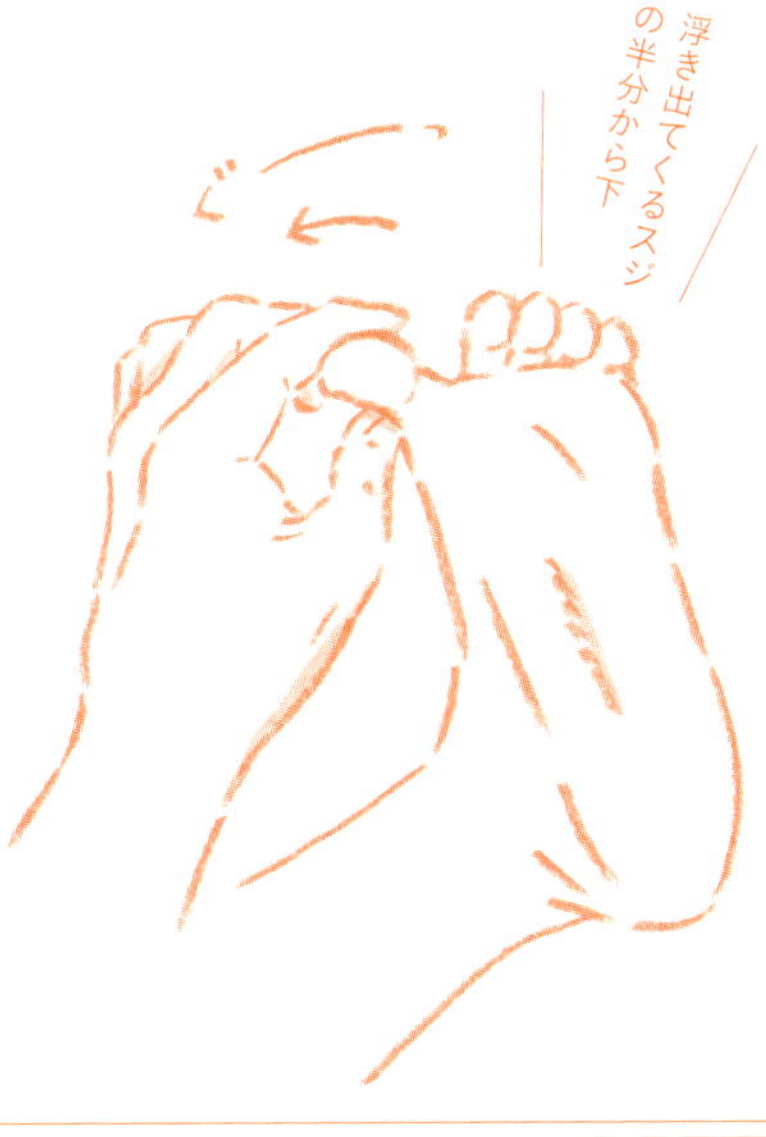

探し方

足の親指を手でつかんで甲側に曲げると、土踏まずの真ん中にスジが入る。このスジの下半分がアレルギーのツボ。押すときは必ずスジを戻して行いましょう。

アレルギーのツボの押し方

1 人差し指の第2関節をツボに押し当てる

足の親指をつかんで甲側に曲げると、土踏まずの真ん中にスジが入る。このスジの1/2の部分に人差し指の第2関節を押し当てる。

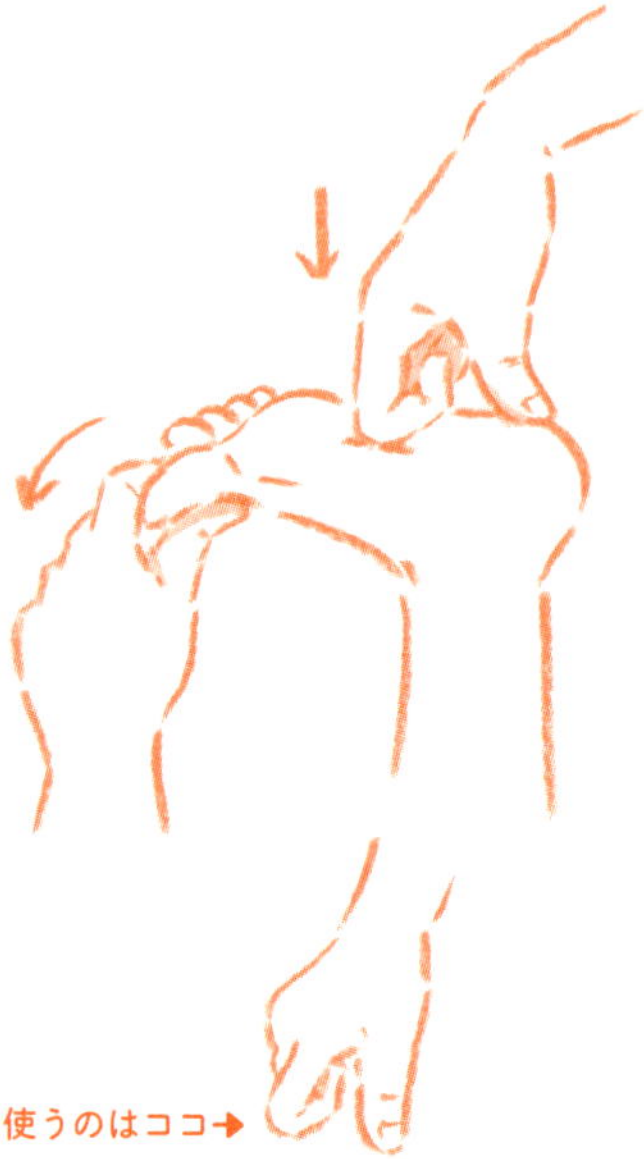

使うのはココ→
人差し指の第2関節

2 人差し指の第2関節でスジに沿って押し下げる

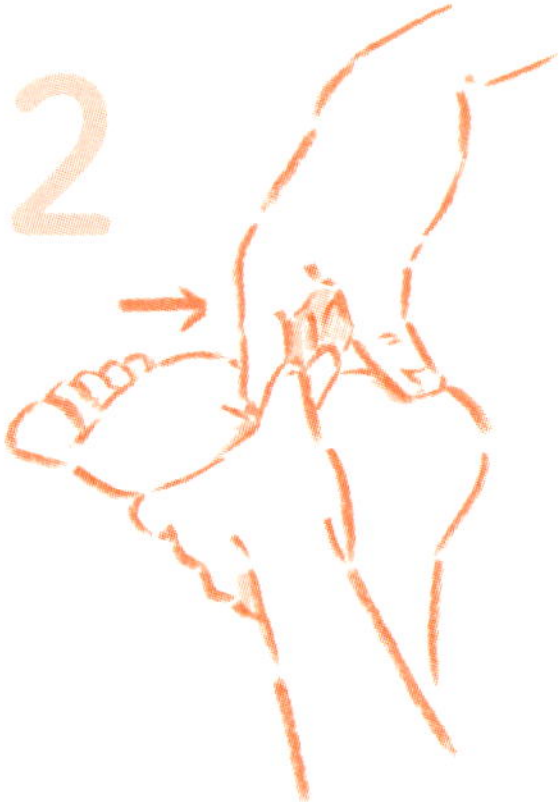

足の親指をつかんでいた手を離し、その手の親指以外の4本指で足の甲を持ち、その手の親指を、ツボに当てている人差し指の第2関節の裏に当てる。こうすると第2関節がぐらつかず押しやすい。そしてスジが出ていたラインの1/2から一番下へと引き下げる。これを10回。左右の足とも行う。

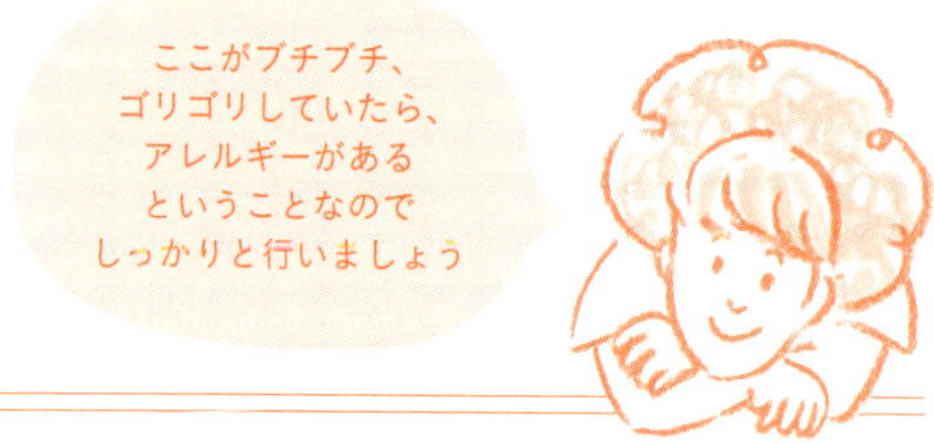
ここがブチブチ、ゴリゴリしていたら、アレルギーがあるということなのでしっかりと行いましょう

足ツボMAP

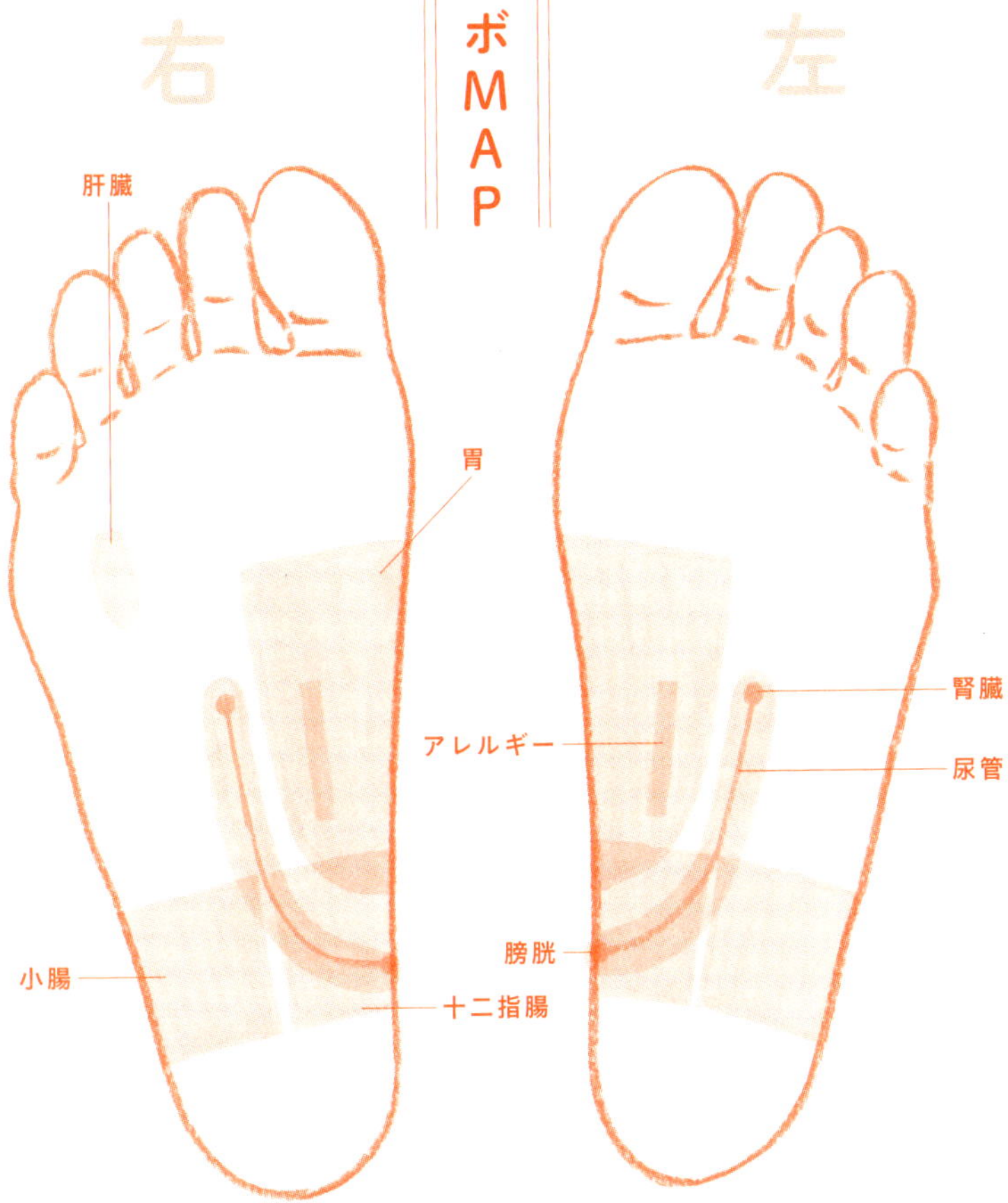

これまでにご紹介したツボの位置が、ひと目でわかる足ツボMAP。
慣れないうちはこれを見て、ツボの位置を確認しながら行いましょう。
基本的に左右対称に同じツボがありますが、
肝臓のツボは右足のみにあります。

＊このほかにも足にはたくさんのツボがあります。
詳しく知りたい方は、『Matty式 足ツボ10分解毒マッサージ』（ワニブックス）などをご覧ください。

ほかの人に足ツボやマッサージをするときの注意点

家族やパートナーなどに、足ツボをやってあげたいと思う人も多いと思いますが、いくつか注意点があります。

まず、人にやってあげるときは、自分がその人に足ツボをやってあげたいという気持ちのときだけ行うようにしてください。というのも、〝やりたくないな〟という気持ちのときや、自分の体調が悪いときなどに行うと、相手に邪気が伝わってしまい、効果が出なくなるからです。やりたくないときに無理に行うのはやめましょう。

それからもうひとつ知っておいていただきたいのが、菌やウイルスの感染リスクがあるということです。足には、ものすごくたくさんの菌やウイルスがついています。ですから足ツボは、まずは必ず足を洗ったり、ふいたりして清潔にしてから行うのが基本。

菌の中には、感染しやすいものが多く、水虫がそのひとつです。本人に自覚がなくても、水虫の人はかなり多いので要注意です。

このように、足ツボなど、人の体に触れるケアは素人が気軽に行うにはややリスクがあり、人にやってあげる場合は、ある程度の知識が必要です。私のレッスンルームでは、家族などほかの人に足ツボを行うためのレッスンも行っています。人に足ツボをやってあげたい人は、ぜひ一度レッスンを受けて、正しい知識をつけてから行ってください。

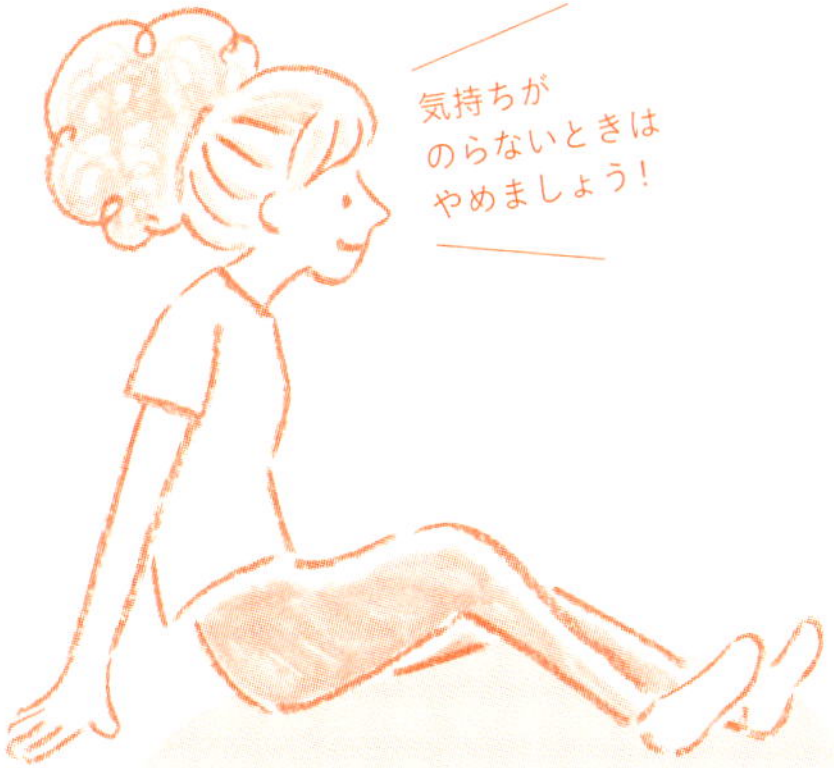

1 やりたくないという気持ちのときや、体調が悪いときはやらない。

2 菌やウイルスの感染リスクがあるので、行う場合は必ず足を清潔にしてから。

3 人にやってあげる場合、まずはプロの下で正しいやり方を教わるのが理想的。

とっておき

解《げ》毒《どく》棒《ぼう》の使い方

マッサージや足ツボがラクにできると大ヒット中なのが、Ｍａｔｔｙの手の形を忠実に再現して作られた「解毒棒」。この解毒棒のとっておきの使い方を伝授！２本使いの方法で、効率よく解毒＆脚やせ＆おなかやせができるからお試しを！

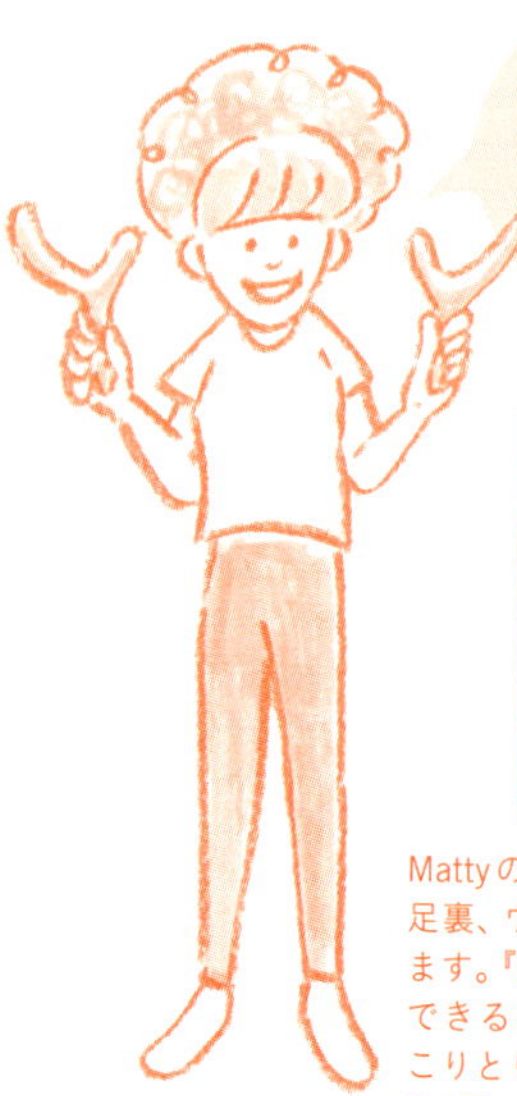
2本でマッサージをすることと、素早く動かすことで、2倍以上の効果が得られます！

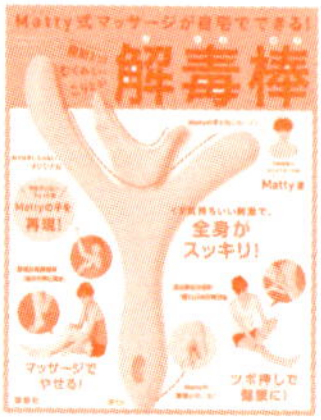

Mattyの手の形を忠実に再現。脚や足裏、ウエスト、顔など全身に使えます。『Matty式マッサージが自宅でできる！ 脂肪とり！ むくみとり！ こりとり！ 解毒棒』（講談社）

※1冊につき1本の解毒棒が付いています。

おなかやせ2本使い

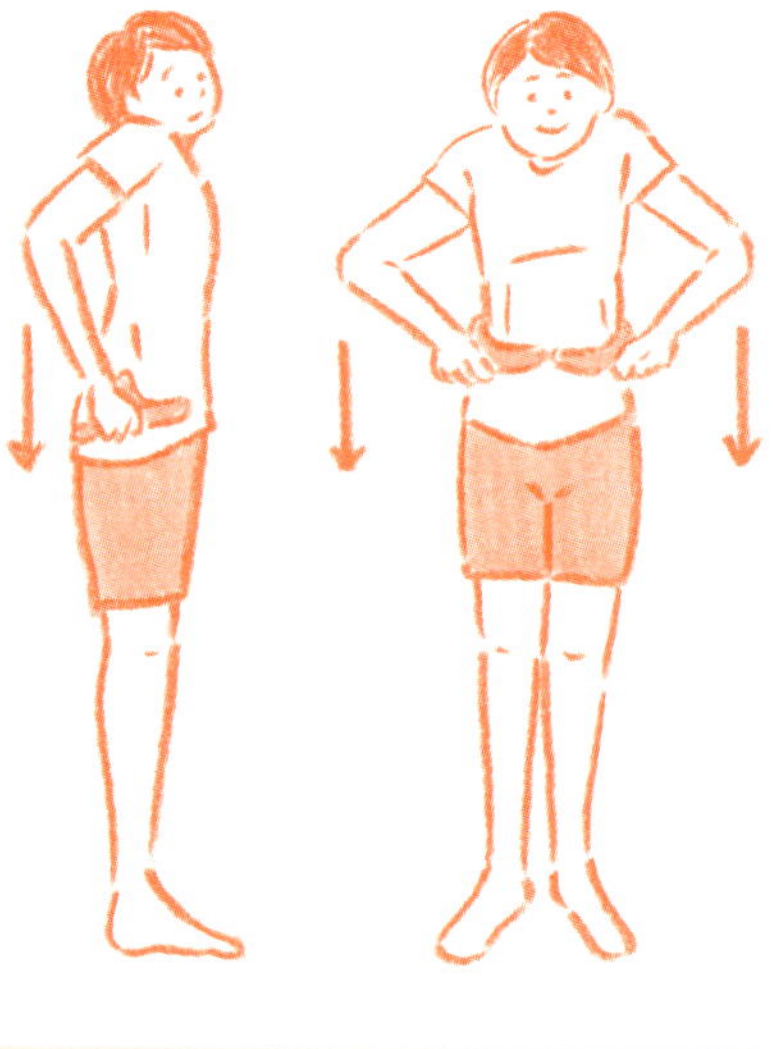

左右それぞれの手で、解毒棒の親指側を持ち、穴のあいている持ち手の部分がおなか側にくるようにして、おへその中央に当てる。そこから下に向かって素早く押し下げる。これを10回。むずむずしたり、違和感があったりしたら、そこは腸内環境が悪い部分なのでしっかり行いましょう。おなかだけでなくわき腹や背中も行うと、腰痛改善や背中のムダ肉解消にも効果的。

脚やせ2本使い

くるぶし上から ふくらはぎの半分の高さまで 素早く押し上げる

イスに座り、左右の手でそれぞれ、持ち手の部分を持つ。脚の後ろから、解毒棒のカーブの部分を、くるぶしの上の高さの位置にしっかりと押し当てる。次に、ふくらはぎの半分の高さまで、1秒でも早く押し上げる。このとき常に同じ圧をかけながら押し上げること。これを10回。次に棒の向きを逆にして同様に10回。左右とも行う。

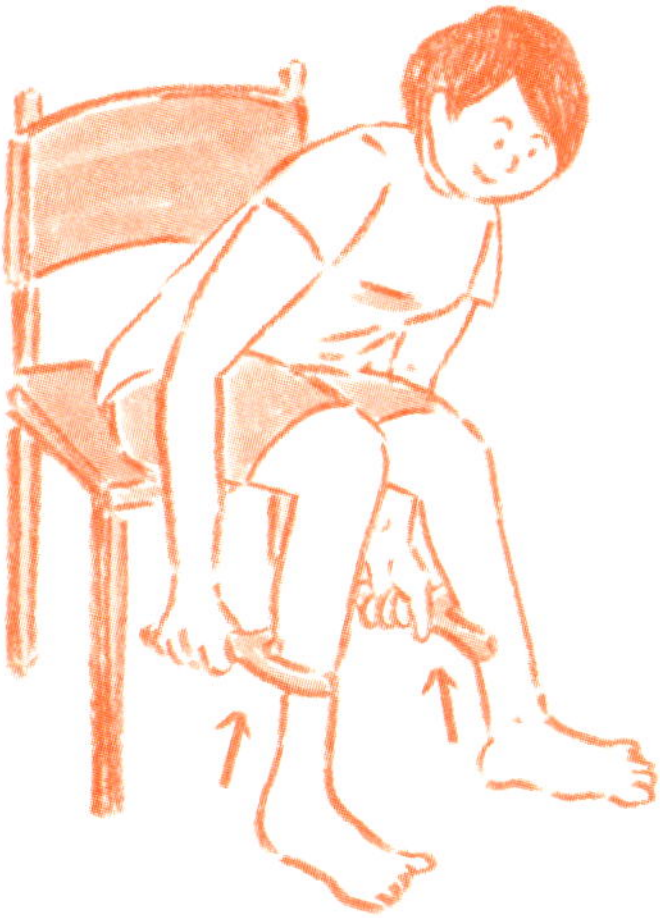

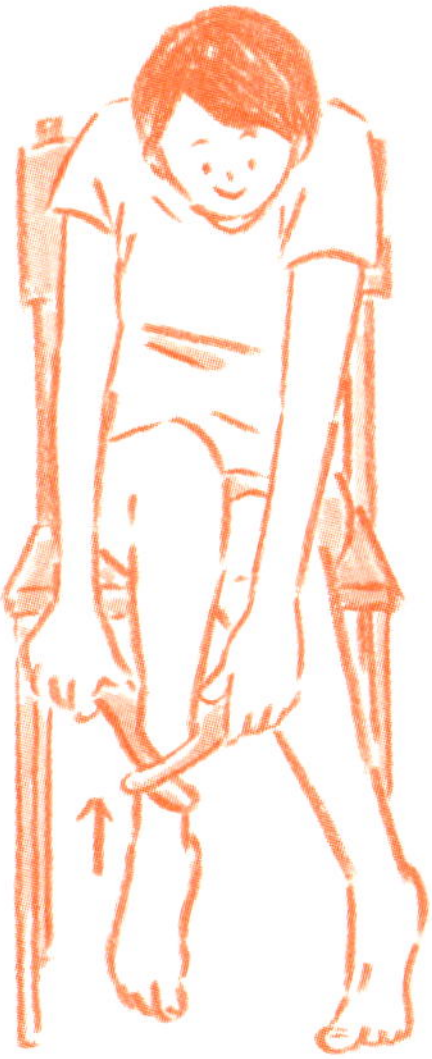

2本ではさみ、くるぶしから ひざ下に一気に押し上げる

それぞれの手に解毒棒を持ったまま、片側の脚を左右それぞれの解毒棒のカーブではさみ、くるぶしの上の高さの位置にしっかりと押し当てる。そこから一気にできるだけ素早くひざ下まで押し上げる。これを10回。常に同じ圧をかけながら素早く上に押し上げて。左右とも行う。

の元気を支える オススメグッズ

私は、普段からあまり病気をせず、肌や髪のトラブルも少ないからか、
サロンに来ていただいているお客様から、
スキンケアやヘアケアアイテム、フットケアアイテムなどまで、
「いつも何を使っているんですか?」と聞かれることがよくあります。
そこで、私がいつも愛用しているお気に入りのアイテムを
一挙、大公開します!

健康

肌に優しく、締めつけず一日中快適!

包帯パンツ

特許取得の生地「HOHTAI®」で作られたショーツ。包帯生地だから肌に優しくて、締めつけ感がなくラク。仕事柄、汗をよくかきますが、これは通気性がいいので仕事中にはいていてもムレることなく、ストレスフリーです。

レディスゴムなし包帯ボクサーショーツ
¥3000/ログイン

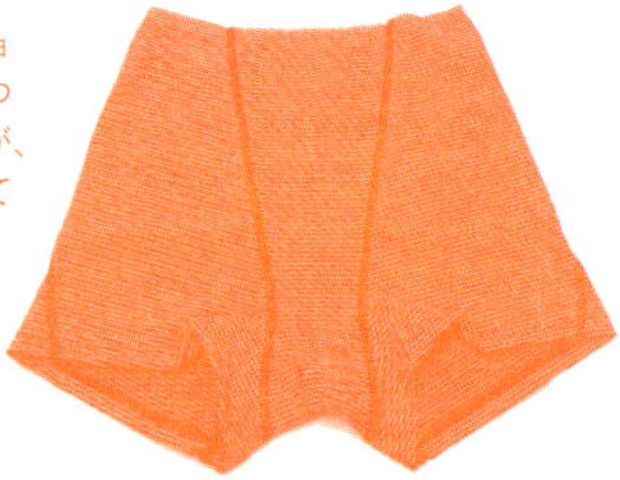

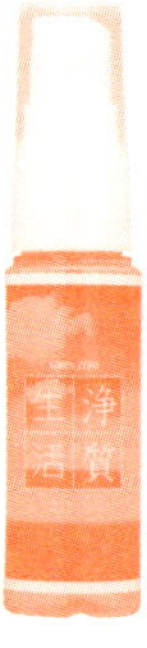

空間のウイルスやニオイの除去に

ヴィールス・ゼロ 浄質生活

部屋のあちこちに使える消臭・除菌・抗菌スプレー。菌そのものを死滅させるから安心。私は、足のニオイの消臭や、マスクの除菌のほか、飛行機に乗るときも小型サイズを機内に持ち込んで空間を除菌しています。

30mℓ ¥500/大康建設

靴に貼るだけで理想の3点立ちに！

Matty式インソール

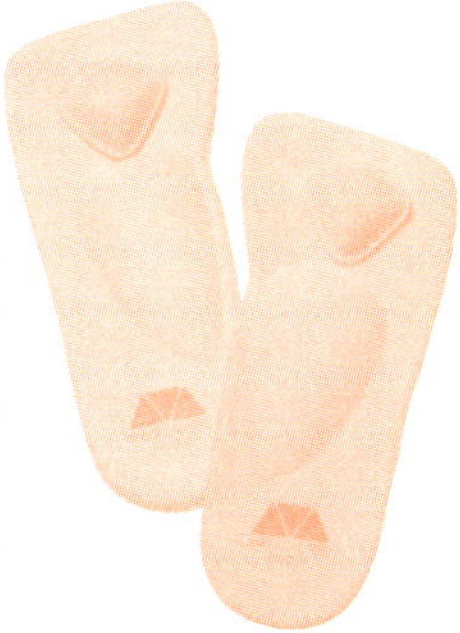

現代人は硬いアスファルトの上を歩いているため、足裏の角質が硬くなったり、腰痛を起こしたりといったトラブルが生じがち。これを改善するために私が開発したのがこのインソール。自分の足に合わせて動かせる横アーチパッドと、縦アーチサポートによって、靴に貼るだけで理想的な3点立ちができます。指圧効果もあるので血行も促進。

3セット ￥4800／シェアフロントプラス

かかとの角質を効率よく除去

つるスベ かかと・角質削り ポイント用

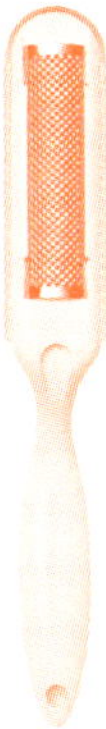

かかとの角質が硬くなっていると足ツボの効果が得られません。また、かかと周りには腰のツボがあり、角質が硬くなっていると腰痛の元にも。そんな角質のケアに便利なのが、このかかとの角質削り。研削性に優れたラウンド形状のステンレス刃体で効率よく角質を除去できます。カス受けキャップが付いているのも便利。

￥900／貝印

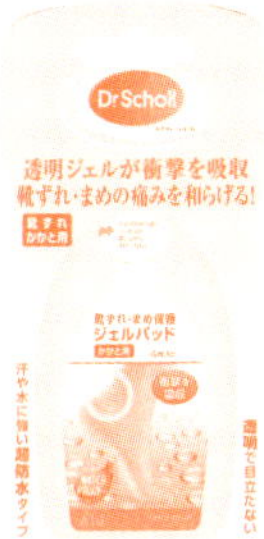

靴ずれしたときのために常に携帯

ドクター・ショール 靴ずれ・まめ保護ジェルパッド

自分にぴったりの靴は見つけにくいため、靴ずれをしてしまう人は多いと思いますが、靴ずれ対策に携帯していると便利なのがこのジェルパッド。シールド層とやわらかジェルの2層構造で、靴ずれやまめの痛みから守ってくれます。私は常にこれを財布に入れておき、友達が靴ずれしたときにもあげています。

かかと用4枚入り オープン価格／レキットベンキーザー・ジャパン

スムーズに削れるので長年愛用！

チェコ製 ガラスネイルファイル ポイントエッジ

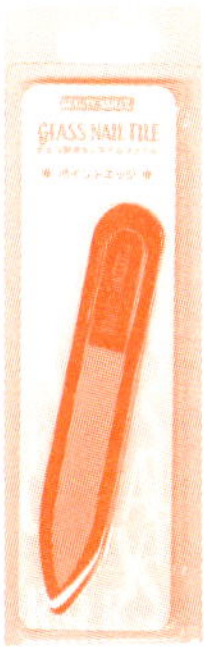

足の爪を切りすぎると体がうまく支えられなくなります。爪切りで切ると切りすぎてしまうので、爪やすりを使うのがおすすめで、私が愛用しているのがこのチェコ製の強化耐熱クリスタルガラスを使ったやすり。スムーズに削れて、爪を指と同じ形に整えるのに便利。長年愛用しています。

￥570／ビューティーネイラー

髪

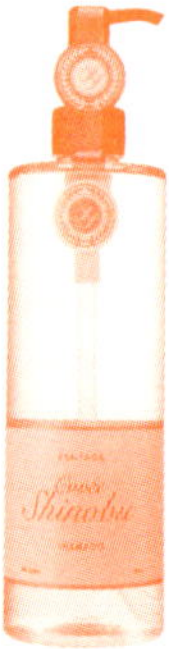

白髪がないのはコレのおかげ！

ランテージュ キュベシノブ シャンプー

私は施術のときに髪が落ちてこないよう、もう20年も同じヘアスタイルをしていますが、薄毛や白髪の悩みもなく、髪が元気です。その秘密がこのシャンプー。シャンプーソムリエの関川忍さんがこだわりぬいて開発したもので、アミノ酸系の活性剤をベースに、頭皮や髪の環境を整える成分がたっぷり配合されています。使い続けるとハリとコシのある髪に。

¥3800／マイクロバブルパートナーズ

お風呂

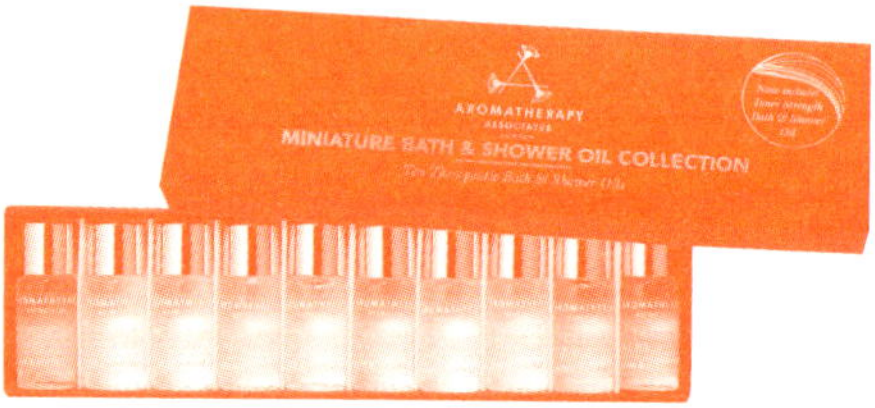

全身に塗って湯船の中でマッサージ

アロマセラピー アソシエイツ ミニチュアバスオイルコレクション

体に塗ってマッサージもできるバスオイル。私はお風呂の湯船の中でも解毒棒でマッサージをしていますが、全身にこのバスオイルを塗ってから湯船につかってマッサージすると、すべりがよくなってやりやすくなります。香りがいいので癒し効果もあるうえ、肌もしっとりして一石三鳥！

3mℓ×10本 ¥5700／シュウエイトレーディング

パチパチと木が燃える音に癒される

Wood Wick ハースウィックL リネン

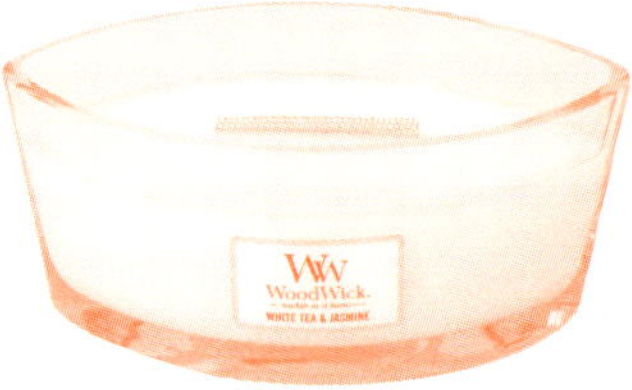

ストレスを感じたときや、疲れたときなどは、バスタイムに浴室の明かりを消して、このウッドキャンドルを灯します。芯が自然の木でできているので、火をつけるとパチパチと燃える音がして、焚き火をしているようなリラクゼーション効果が得られます。疲れがたまっている人にプレゼントしても喜ばれます。

¥5000／カメヤマキャンドルハウス

炭酸効果で肌の新陳代謝が促進！

炭酸革命シュワシュワ

忙しいときや生理時に肌が荒れたとき、日焼けをした後などにいつも使っているのがこの炭酸ウォーターパック。これを洗面器などに水とともに入れてシュワシュワと泡立ったらしばらく顔をつけるだけ。炭酸の効果で新陳代謝がよくなり、ビタミンC誘導体やアルガンオイルなどの成分が効率よく肌に浸透。おかげでシミやシワも防げています。

¥380／シナプス

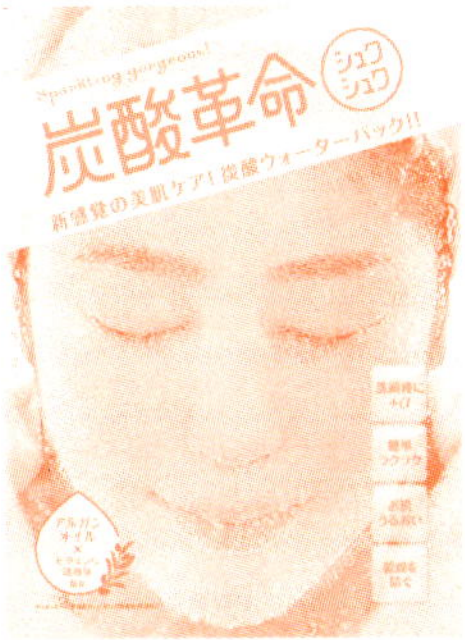

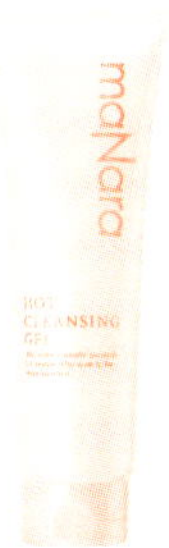

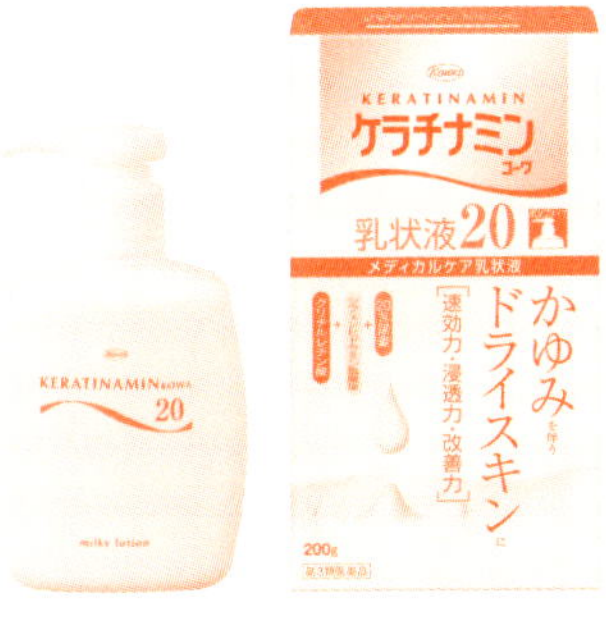

ポカポカ温かく、毛穴の汚れをオフ

マナラ ホットクレンジングゲル

肌になじませると温かくなり、角質を柔らかくして頑固な毛穴の汚れをスッキリ落とす人気のクレンジング。もちろん顔用なのですが、私はお風呂で、これを全身に塗り、解毒棒でマッサージをするのがお気に入り。特にひじやひざ、かかとなどのざらつきやすい部分は重点的にケア。肌がツルツルとなめらかになります。

¥3800／ランクアップ

尿素20%配合で肌しっとり

ケラチナミン コーワ 乳状液20

私がお風呂上がりに全身に塗っているのが「ケラチナミンコーワ乳状液20」。角質を柔軟にする効果や、保湿効果もある尿素が20%配合されているので、特にかゆみを伴うカサつきやすい部分にはしっかりと塗っています。乳状液タイプなので、のびがよく、肌になじみやすいところもお気に入りです。

第3類医薬品 200g ¥2500／興和

＊価格はすべて本体価格（税別）表示です。

イチオシ!

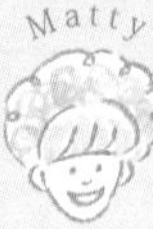

台湾の〝解毒店〟

私が足ツボの修業をした台湾には、解毒に効くお店がいっぱい！その中でも特におすすめのお店をご紹介します。

〝気〟のパワーで痛みやゆがみを解消

宗元堂

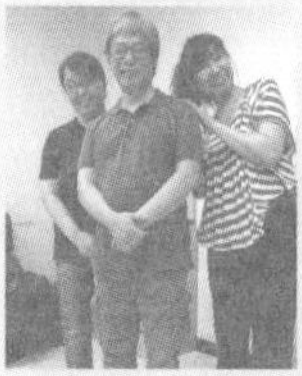
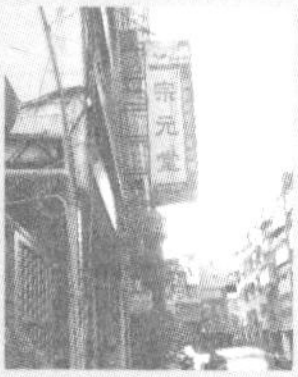

私の足ツボの師匠の１人である楊宗義先生の気功整体治療院。台湾に行くと必ず治療を受けに行きます。楊先生は〝気〟のパワーがすごくて、痛みをその場でとってくれるうえ、体のゆがみも解消します。私は首が弱いのですが、定期的にここでメンテナンスをしているので、痛みが防げて、腰痛や肩こりもありません。台湾旅行で歩き疲れたり、食べすぎたときなどにぜひ。

台北市哈密街142號
☎ 02-2594-1192
sougendo@gmail.com
（完全予約制・日本語可）

旅で疲れた体を癒すならここ！

泰式推掌YAWARA

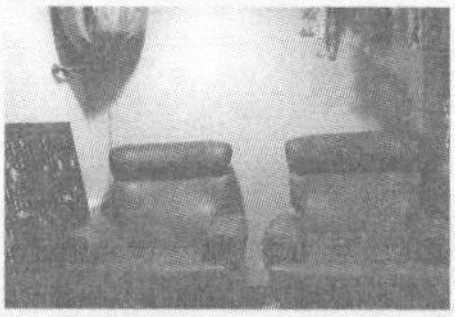

もう5年ほど前から通っているのがこのタイ式マッサージのお店。台湾で買い物をして荷物を持ち歩いて疲れたときに駆け込みます。スタッフは全員タイ人で、本格的タイ式マッサージを受けることができます。ストレッチをしながらのマッサージは体がほぐれて気持ち良く、心を〝無〟にすることができます。2時間受けても日本円で3000〜3600円と、安いのも魅力！

台北市長春路52號2F
☎ 02-2562-5717

台湾茶の品数豊富で、煎れ方も習える

昇祥茶行　Sheng Shang Tea Shop

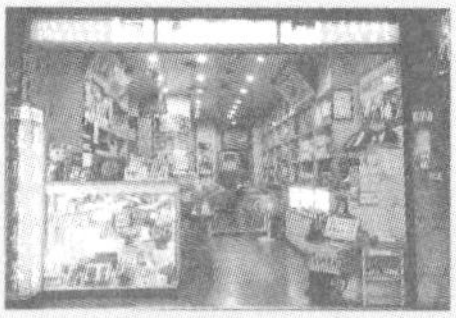

台湾はお茶の産地なのでお茶のお店がたくさんありますが、店によって品質に差があります。そんな中、私が昔から通っている、高品質のお茶を揃えているお店がここ。さまざまなお茶を豊富に取り揃えていて、試飲もでき、台湾茶の正しい煎れ方の作法も教えてくれます。日本語OKなので安心。私は、凍頂烏龍茶や、東方美人茶などをよく買います。

台北市長春路52號
☎ 02-2542-7205

おいしく胃にも優しい小籠包店

京鼎樓　台湾本店

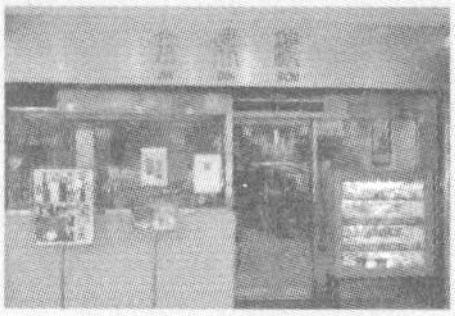

日本にも支店がある小籠包の専門店。いつ行っても地元の人たちでお店は満員です。ここの小籠包は超薄皮なのが特徴で、中にうまみたっぷりのスープと豚肉の餡がつまっています。あんこの小籠包もおすすめです。つけ合わせのしょうがはおかわり自由。しょうがは健胃作用があるので、台湾旅で食べ疲れた胃を休めるのにもぴったり。台湾に行くと、滞在中2〜3回は行ってしまいます。

台北市長春路47號
☎ 02-2523-6639

商品お問い合わせ先

P122

ログイン	☎ 03-6419-7178
大康建設	☎ 089-925-7137

P123

シェアフロントプラス	☎ 03-5822-9230
貝印	0120-016-410
ビューティーネイラー	0120-502-881
レキットベンキーザー・ジャパン お客様相談室	0120-634-434

P124

マイクロバブルパートナーズ	☎ 03-6804-1481
シュウエイトレーディング	☎ 03-5719-0249
カメヤマキャンドルハウス	☎ 03-3478-7715

P125

シナプス	http://tan3.jp
ランクアップ	0120-925-275
興和 お客様相談センター	☎ 03-3279-7755

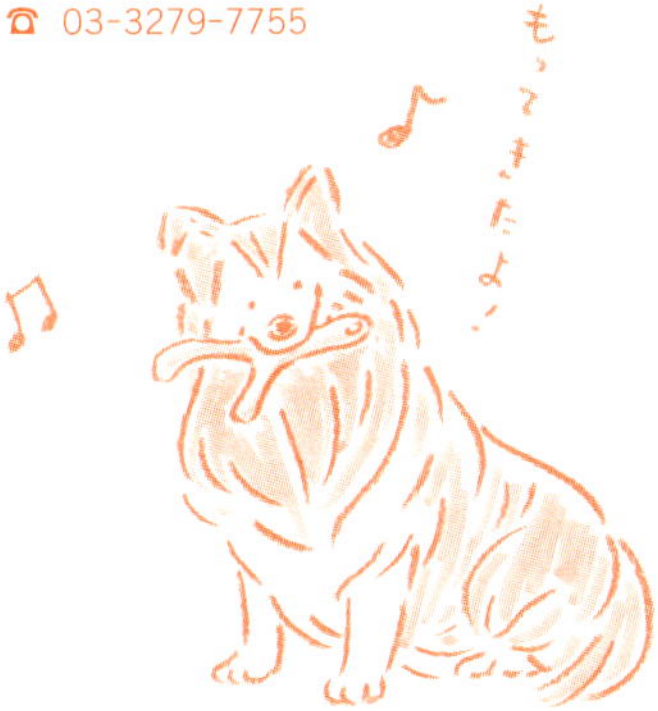

Staff

アートディレクション 三木俊一

デザイン 中村 妙（文京図案室）

イラスト 仲島綾乃

編集協力 和田美穂

Matty（マティ）

足ツボ師。台湾で修業し、ツボ歴20年以上のキャリアをもつ。台湾足ツボをベースに、現代の足のトラブルに対応した各国のフットケアを盛り込んだ即効力と改善率の高い「Matty式足ツボ」を考案。足裏に道を甦らせ、健康維持を自分でできるようアドバイスする技法が人気の秘密。現在は講演会やセミナーなどを通じて、自分でできる足ツボ・フットケアの直接指導などでも活動中。著書に、『Matty式 足ツボ 10分解毒マッサージ』『DVDで教えるMatty式 足ツボ解毒マッサージ』（以上、ワニブックス）、『Matty式マッサージが自宅でできる！ 脂肪とり！ むくみとり！ こりとり！ 解毒棒』（講談社）などがある。

Mattyレッスンルーム（東京・目黒）

ご予約困難が続いておりますが、Matty本人診断施術レクチャー付き「Matty式特別施術」を不定期で募集しています。ご応募多数の場合は抽選となります。詳しくはHPをご覧ください。
公式HP　http://matty830.com/

講談社の実用BOOK

Matty《マティ》のまいにち解《げ》毒《どく》生《せい》活《かつ》

太《ふと》らない、疲《つか》れない、病《びょう》気《き》にならない。

2017年1月26日 第1刷発行

著　者　Matty《マティ》

発行者　鈴木 哲
発行所　株式会社 講談社
〒112-8001
東京都文京区音羽2-12-21
編集☎ 03-5395-3529
販売☎ 03-5395-3606
業務☎ 03-5395-3615

印刷所　慶昌堂印刷株式会社
製本所　株式会社国宝社

ISBN978-4-06-299863-5